ENTWICKLUNGS-GESCHICHTE DER AUGENÄRZTLICHEN KUNST-AUSDRÜCKE

VON

JULIUS HIRSCHBERG

(SONDERABDRUCK AUS DEM ANHANG ZUR GESCHICHTE DER AUGENHEILKUNDE, HANDBUCH DER GESAMTEN AUGENHEILKUNDE, 2. AUFLAGE. XV. BAND)

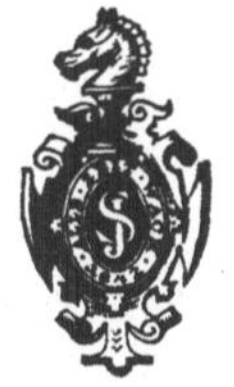

BERLIN
VERLAG VON JULIUS SPRINGER
1917

ISBN-13:978-3-642-89851-8 e-ISBN-13:978-3-642-91708-0
DOI: 10.1007/978-3-642-91708-0

Softcover reprint of the hardcover 1st edition 1917

HERMANN DIELS

ZUGEEIGNET.

Schon früh hat das Bedürfniß nach Erklärung der ärztlichen Kunstausdrücke sich geltend gemacht. Die medizinischen Wörterbücher, welche in der Literatur vorliegen, umspannen eine Zeit von mehr als achtzehnhundert Jahren und bilden eine förmliche Bücher-Sammlung.

Aber noch Niemand, selbst von den neueren Schriftstellern, hat, soviel ich weiß, es unternommen, eine Entwicklungs-Geschichte der ärztlichen Kunst-Ausdrücke uns vorzuführen.

Diesen Versuch möchte ich machen, allerdings nur für die augenärztlichen; doch werde ich nothgedrungen die engen Grenzen hie und da überschreiten und Umschau halten, wie die allgemeinen Entwickelungs-Gesetze auch das besondere, umschränkte Gebiet erfaßt und beherrscht haben.

I. Die alten Griechen, mit denen wir doch selbstverständlich unsre Erörterung beginnen, erfreuten sich uns gegenüber eines großen Vortheils: fremdsprachige Kunst-Ausdrücke brauchten sie nicht zu erlernen, sie bedienten sich ihrer Muttersprache bei der Begründung der Wissenschaften. Die Namen waren ohne besondere Gelehrsamkeit verständlich, wenn sie auch allmählich zu fest umrissenen Kunst-Ausdrücken sich umbildeten.

Die hippokratische[1]) Sammlung, welche 53 an Gehalt und Stil sehr verschiedene, offenbar von verschiedenen Verfassern herrührende Schriften enthält, hat uns, — abgesehen von dem unbedeutenden Bruchstück über die Sehkraft, — von den Augenkrankheiten keine zusammenhängende Darstellung, sondern nur einzelne Sätze im Rahmen allgemeinerer Erörterungen überliefert und verspricht darum von vorn herein nur geringe Ausbeute an augenärztlichen Kunst-Ausdrücken.

---

1) Hippokrates soll 460 v. Chr. geboren sein und ein hohes Alter erreicht haben. Keine einzige Schrift der Sammlung kann mit Sicherheit dem Hippokrates zugeschrieben werden. »Unter seinem Namen ist fast die gesamte medizinische Literatur des 5. und der ersten Hälfte des 4. Jahrh. überliefert.« (Pauly-Wissowa-Kroll, VIII, S. 1801, 1913.)

Aber es finden sich bereits einige und zwar solche, welche die Jahrtausende überdauert haben und bis auf unsre Tage gekommen sind.

Von dem Wort ὀφϑαλμός, Auge, wurde gebildet ὀφϑαλμία, Augen-Entzündung; es wird allerdings nicht erklärt, aber an sehr zahlreichen Stellen[1]) angewendet.

Γλαυκώσιες, d. h. bläuliche Verfärbungen (der Pupille), werden in den Aphorismen (III, 31) unter den Krankheiten der Greise aufgezählt. Schon bei ARISTOTELES[2]) findet sich dafür die Form γλαύκωμα, welche, wenn auch in veränderter Bedeutung[3]), noch in den heutigen Lehrbüchern der Augenheilkunde zu dem festen Bestande der Kunst-Ausdrücke gehört.

In dem eben genannten Aphorismus steht vor γλαυκώσιες noch ἀμβλυωπίαι. Das zusammengesetzte Wort bedeutet stumpfes Gesicht, Schwachsichtigkeit. Es ziert noch die heutigen Schriften der Augenärzte.

Der höchste Grad der Amblyopie, die vollkommene Erblindung, wird heute noch von den Ärzten als Amaurose bezeichnet. Mir scheint es bemerkenswerth, daß in der hippokratischen Sammlung (Koïsche Vorhersagungen, 222 u. 223) dafür ein vollständigerer Ausdruck steht: Ὀμμάτων ἀμαύρωσις, der Augen Verdunkelung. Dies könnte man als eine Übersetzung des ägyptischen[4]) »tchn m mrt«, Verdunkelung an den Augen, ansehen; aber jedenfalls ist es rein griechisch. Übrigens haben schon die späteren Griechen (der Arzt DEMOSTHENES, ferner GALEN,) das ὀμμάτων fortgelassen und ἀμαύρωσις in der erwähnten Bedeutung angewendet.

Von Krankheits-Namen finden sich ferner noch in der hippokratischen Sammlung: 1. ἐκτροπή, Ausstülpung der Lider. 2. ἔμπυοι τὰ ὄμματα, Leute mit Eiter im Augen-Innern. (Schon die spätgriechische, aus dem 3. Jahrh. n. Chr. stammende Schrift »Einführung oder der Arzt«, welche in der Galenischen Sammlung überliefert ist, bringt [XIV, 644] in der Liste der Augenkrankheiten das Hauptwort ὑπόπυον. Die modernen Ärzte haben dies Wort beibehalten und ziehen durchgehends Hauptwörter als Krankheits-Namen vor, während Beiwörter, den Kranken beigelegt, in den griechischen Schriften beliebt waren.) 3. ἕλκεα, Geschwüre. 4. οὐλή, Narbe (der Hornhaut)[5]). 5—7. In den schon von den Alten dem HIPPOKRATES abgesprochenen Prorrhet., und zwar in dem zweiten, spä-

---

1) Dieselben sind gesammelt in § 35 bis 41 d. Gesch. Bei früheren Schriftstellern ist ὀφϑαλμία nicht nachweisbar. Aber das kann ein Zufall sein, da wir von den früheren so wenig haben. Das Zeitwort ὀφϑαλμιᾶν findet sich bei HERODOT (484—425 v. Chr.), VII, 229: Ὀφϑαλμιῶντες ἐς τὸ ἔσχατον.

2) Ζγε 1. 780ª 17, 15. (Ausg. d. Kgl. Preuß. Akad.)

3) Vgl. § 47.

4) Papyros Ebers. Vgl. § 5 No. 4. Man sollte sich wohl hüten, aus solchen Anklängen zu weitgehende Schlüsse zu ziehen.

5) Zu Oulotomia (ulotomia) noch in unsren Tagen verwendet.

teren Buche derselben, werden verschiedene Arten der Hornhaut-Narben aufgeführt: ἀχλύες καὶ νεφέλαι καὶ αἰγίδες, ferner παράλαμψις, also Nebel, Wolken und Felle sowie hellleuchtender Fleck[1]). 8. πτερύγιον, das Flügelfell. 9. κριθή, das Gerstenkorn. 10. τρίχωσις, die Haarkrankheit[2]).

Einige von diesen Namen mögen wohl volksthümliche Bezeichnungen des (leicht erkennbaren) Zustandes gewesen sein, die dann, in ärztliche Schriften aufgenommen, zu Kunst-Ausdrücken sich umgewandelt haben.

Gelegentlich wird einmal dem wissenschaftlich beschreibenden Ausdruck der volksthümliche beigefügt: ἐπιφύσιες βλεφάρων ἔξωθεν, ἔσωθεν ... ἃς σῦκα ἐπονομάζουσιν, »Auswüchse an den Lidern, außen, innen, ... die man Feigen nennt«. (Volkskr. III, Foes. 1085, H.)

Selten finden wir eine Wort-Erklärung oder Definition, so wiederum in dem zweiten Buch der Prorrhet. (33, 34): Οἱ δὲ τῆς νυκτὸς ὁρῶντες, οὓς δὴ νυκτάλωπας καλέομεν, »diejenigen, welche ⟨nur⟩ Nachts sehen, die wir eben Nachtäugler (Nyktalopen) nennen«[3]). Auch hier haben wir nur das Beiwort. Bei ARISTOTELES[4]) wird νυκτάλωψ als Hauptwort für die Krankheit gesetzt, die Späteren haben dafür νυκταλωπία, νυκταλωπίασις.

Übrigens werden zahlreiche und wichtige Krankheits-Zustände, wie die Halbblindheit, das Doppeltsehen, das scheinbare Vorfliegen, ferner größere, kleinere, winklige Pupillen u. a. in den hippokratischen Schriften einfach genannt, ohne daß bereits, wie heuzutage, ein Bedürfniß besteht, sie mit einem bestimmten Kunst-Ausdruck zu stempeln.

1. Von den Krankheiten, II, c. 12: δοκέει τὸ ἥμισυ τῶν προσώπων ὁρᾶν, »er vermeint nur die Hälfte der Personen zu sehen«. Die Modernen setzen dafür Hemianopsie, und meinen, daß dies Halbblindheit bedeute[5]).

2. δοκέει ἐκ τοῦ ἑνὸς δύο ὁρᾶν, »er meint doppelt zu sehen«. (Von den Krankheiten, II, c. 15.) Bemerkenswerth scheint, daß EURIPIDES derselben Worte sich bedient, um das Doppeltsehen im Beginn der bacchischen Raserei zu schildern; Bacch. 918: Καὶ μὴν ὁρᾶν μοι δύο μὲν ἡλίους δοκῶ, δισσὰς δὲ Θήβας καὶ πόλισμ' ἑπτάστομον. GALEN gebraucht διπλᾶ φαίνεσθαι. (Von den Ursachen der Symptome, VII, S. 87; von den leidenden Theilen, VIII, S. 220.)

Die heutigen Ärzte ziehen ein Hauptwort vor, was ja zu billigen ist, und zwar Diplopia[6]), nach dem Vorgange der Göttinger Diss. von KLINKE

1) Auch von diesen Namen findet sich vieles noch in Lehrbüchern des 19. Jahrh., z. B. bei HIMLY (1843).

2) 8—10 sind bis heute gebräuchlich geblieben.

3) Vgl. § 51. 4) Ζγε 1. 780a, 16.

5) § 50. (Ἀνοψία, Mangel an Zukost.)

6) Dies Wort ist allerdings nicht gut gebildet. (HIMLY hat auch Dittopia.)

aus dem Jahre 1774, die das Wort wohl aus der Nosologia methodica von F. B. de Sauvages (Leiden 1760, Ausstel. 1768) entnommen hat.

3. *καὶ προκινέεσθαι δοκέει ἐν αὐτῷ* (d. h. in der Feuchtigkeit der Sehe,) *τοτὲ μὲν εἴδωλον ὀρνίθων, τοτὲ δὲ οἷον φακοὶ μέλανες*, »es kommt einem vor, als ob darin bald das Bild von etwas Fliegendem vorschwebt, bald wie schwarze Linsen«. (Die Stellen am Menschen, c. 3; ähnlich c. 13.)

Auch in den Problemen des Cassius und bei Galen finden wir noch ähnliche Redewendungen (C., *ὁρᾶσθαι κωνοποειδῆ καὶ μυιοειδῆ*..., »Gebilde wie Mücken und Fliegen zu sehen«; G., ... *φαντασίαν ἐργάσεται, ὡς ἐκτὸς ὁρώμενά τινα περιφερόμενα κωνώπια*, »es bewirkt eine Gesichtstäuschung, als ob tanzende Mücken draußen gesehen würden«.

Die Neueren ziehen wiederum ein Hauptwort vor und brauchen, statt Fliegen-Sehen, das gräßliche — Myiodesopsia, seit Plenck, 1777[1]), und so noch bis heute.

4. *ὁκόσαι ⟨κόραι⟩ ἢ σμικρότεραι φαίνονται ἢ εὐρύτεραι ἢ γωνίας ἔχουσαι*, »wenn die Pupillen enger oder weiter oder winklig erscheinen«. (Prorrhet. II, 18—20.) Von den hierfür bei uns üblichen Hauptwörtern wurde eines, nämlich Mydriasis[2]), schon von den Griechen, in der hellenistischen Periode, eingeführt.

Vom Bau des Auges hatten die Hippokratiker nur dürftige Kenntnisse und bringen deshalb nur wenige Namen: *ὀφθαλμός, ὄμμα, ὄψις, κόρη*[3]).

Da *ὀφθαλμός* das wirkliche Hauptwort unsrer Fachwissenschaft darstellt, so möchte ich hier kurz zusammenstellen, was wir bei den Griechen über dieses Wort und über die Ableitungen von demselben vorfinden. *Ὀφθαλμός* bedeutet 1) den Augapfel, seit den Hippokratikern; aber 2) auch den Augenverband, bei den Hippokratikern (Littré, III, 291), ebenso in dem Buch von den Verbänden der galenischen Sammlung (XVIII^b, 732 und XVIII^a, 791), sowie bei Oribasius, der eine genaue Beschreibung geliefert. (Die heutigen Ärzte nennen diesen Verband monoculus [Kühn, 1832].)

Σμικρόφθαλμος, kleinäugig, bei den Hippokratikern (Foes. 1194 A); bei Aristoteles (808^a, 30) dafür *μικρόμματος*. Bei demselben (811^b, 20) *μεγαλόφθαλμος*, großäugig, dafür bei einem Späteren (Opp. cyn. 2, 117) *μεγαλωπός*.

(Die Neueren gebrauchen, als Hauptwörter, Makrophthalmos[4]), Mikrophthalmos, ferner Anophthalmos [Anophthalmia], sowie Hydrophthalmos.)

---

1) Sauvages (Nosologia, II 176, 1768) hatte suffusio myodes.

2) Aretaeus Kappadox, ein Zeitgenosse des Galen, erklärt (m. acut., I, 88): *πλατυκορίην ἣν ἤδε μυδρίασιν ἐγὼ κικλήσκω*. Danach hätte A. K. das Wort Mydriasis eingeführt? Es kommt ja schon bei Celsus (VI, vi) vor. Bei den Thier-Ärzten (Veget.) findet sich *στενοκορίασις* als Gegensatz von *πλατυκορίασις*. Übrigens ist in obigem Text des A. K. eine Wort-Umstellung erforderlich gewesen: Vgl. Thes. l. graec. V, 1. 1242, 1842—1846; u. m. Wörterbuch, S. 58. 3) Vgl. § 33.

4) Aber sie haben nicht beachtet, daß *μακρός* lang bedeutet. Die Langköpfe heißen (Hippokr., Littré II, 59, 14) *μακροκέφαλοι*.

Über ὀφθαλμία und ὀφθαλμιᾶν haben wir soeben schon gesprochen. Ὀφθαλμικός heißt der Augenarzt, bei GALEN, ὀφθαλμόσοφος bei Späteren; ὀφθαλμικὰ φάρμακα werden bei DIOSCURIDES angeführt.

II. Nach den Hippokratikern kamen die Alexandriner[1]). Diese haben planmäßig die Lehre und Kunstübung der Heilkunde ausgebaut. Aber von ihren Schriften ist nichts auf unsre Tage gekommen.

Der große HEROPHILOS aus Chalcedon (325—280 v. Chr.), der eigentliche Schöpfer der Anatomie, soviel wir wissen, der erste, welcher ein Buch vom Auge (περὶ ὀφθαλμῶν) verfaßt und die Anatomie des Seh-Organs genauer bearbeitet hat, ist nach dem Zeugniß des RUFUS[2]) der Urheber der Namen »Netzhaut, Aderhaut, Traubenhaut«, — ἀμφιβληστροειδὴς χιτών, χοριοειδὴς χ., ῥαγοειδὴς χ. Die andren Namen der Augentheile werden wohl auch diesem Kreise entstammen.

RUFUS nennt noch κερατοειδὴς χ., die Hornhaut, ἐπιδερμίς, die Bindehaut des Augapfels, ferner ὑγρὸν κρυσταλλοειδές, die eisartige oder Krystall-Feuchtigkeit, ὑγρὸν ὑαλοειδές, die glasartige Feuchtigkeit.

Bei GALEN erscheint auch noch ὑγρὸν ᾠοειδές, die eiweiß-artige Flüssigkeit (das Kammerwasser); die Lederhaut, welche bei RUFUS die weiße (λευκὸς χ.) hieß, wird als σκληρὸς χ., harte Haut, und die Augapfel-Bindehaut als ἐπιπεφυκὼς χ., angewachsene Haut, bezeichnet[3]).

Diese Namen der Augentheile, die doch im wesentlichen über zweitausend Jahre alt sind, haben sich bis zu unsren Tagen erhalten, aber recht merkwürdige Wandlungen erfahren.

A. CORNELIUS CELSUS hat sie einfach in seinen lateinischen Text übernommen; er vermochte wohl nicht, sie gut zu übersetzen[4]).

Aber den Arabern ist die Übersetzung aus den griechischen Texten anstandslos gelungen, in durchaus volksthümlicher, rein arabischer Gestaltung. Hierin waren die Araber unsren heutigen Fachgenossen überlegen, welche die Ausdrücke Conjunctiva, Retina u. a. nicht loswerden können.

Die letzteren entstammen den mittelalterlichen, lateinisch-barbarischen Übersetzungen der arabischen Schriften. Dies lehrt die folgende Übersicht[5]):

---

1) Die alexandrinische Periode reicht etwa von 300 v. Chr. bis zum Beginn der römischen Kaiser-Herrschaft. Umfassender ist die Bezeichnung »hellenistische Periode«.

2) Derselbe wurde unter der Regierungs-Zeit des Trajan geboren, lebte also in der ersten Hälfte des 2. Jahrh. n. Chr.

Die namenlose Schrift Ὀνομασίαι τῶν κατὰ ἄνθρωπον dürfte Auszüge der früher vollständigen Schrift des RUFUS enthalten. (GOSSEN in PAULY-WISSOWA.)

3) XII, S. 711. Vgl. überhaupt unsre § 110—118.

4) Die Handschriften des CELSUS geben die griechischen Namen bald mit griechischen, bald mit lateinischen Buchstaben. Es scheint, daß Abschreiber die ersteren gesetzt haben, um mit Gelehrsamkeit zu prunken. Die Ausgabe von DAREMBERG (1859) bringt die griechischen, die neueste von FR. MARX (1915) jedoch die lateinischen Buchstaben.

5) § 278.

Arabisch	d. h. auf deutsch	Mittelalterlich-lateinische Übersetzung in:			Γαληνοῦ	Anatomische Nomenklatur, Leipzig 1895[1])
		Rasis ad Almansor.	Alii f. Abbas lib. reg.	Avicennae canon		
multaḥim	bindende	conjunctiva	consolidans	conjunctiva	{ σύνδεσμος ἐπιπεφυκώς	conjunctiva
ṣalba	harte	sclirotica	dura	dura	σκληρός	sclera
qarnīja	hornige	cornea	cornea	cornea	κερατοειδής	cornea
ʿinabīja	traubige	uvea	uvea	uvalis	ῥαγοειδής	iris
mašimīja	nachgeburt-artige	secundina	secundina	secundina	χοριοειδής	chorioidea
šabakīja	netzartige	retina	retialis	retina	ἀμφιβληστρο-ειδής	retina
baiḍija	eiweißartige	albugineus	ovo similis (engais?)	albugineus	ᾠοειδής	. . . (fehlt)
ǵalīdīja	krystallartige (eisartige)	grandineus	cristalleis	glacialis	κρυσταλλοει-δής	lens crystal-lina
zuǵāǵīja	glasartige	vitreus	vitreus (vi-treis)	vitreus	ὑαλοειδής,	corp. vitreum
{ 1 nuqra 2 maudiʿ	{ Höhlung Ort	{ sinus oculi, locus ocu-lorum		orbita	κοιλότητες, ἃς χώρας ὀφθαλμῶν ὀνομάζουσι.	orbita.

Aus den lateinischen Übersetzungen der arabischen Schriften haben die europäischen Schriftsteller des Mittelalters ihre Weisheit geschöpft. Es möge genügen, aus der Chirurgie des GUY V. CHAULIAC[2]) (vom Jahre 1363) die Namen der Augentheile anzuführen: Conjonctive, Sclirotique, Cornée, Secondine, Uvée, Retine, Aranée (vordere Linsenkapsel); Crystallin, Vitrée, Humeur Albugineus.

Der Erneuerer der Anatomie, ANDREAS VESALIUS (1514—1564), welcher seine Zergliederungen gewissermaßen vor dem aufgeschlagenen Buch des GALENUS anstellt und beschreibt, — wenn er auch als dessen »Todfeind« bezeichnet wird, — hat in seinen Namen der Augentheile rein lateinische Übersetzungen der griechischen geliefert und die barbarischen (conjunctiva, retina[3])) verschmäht. Wir finden bei ihm Humor crystallinus, Vitreus humor, Humor aqueus, Tunica quam reti assimilamus, Uvea tunica,

1) Somit sind für die schönen Namen »conjunctiva, cornea, retina« ihre Liebhaber Herrn GERARD von Cremona (1147—1187 u. Z.) zu besonderem Danke verpflichtet. Er hat das almansurische Buch und den Kanon übersetzt, während die Übersetzung des königlichen Buches von STEPHANUS ANTIOCHENUS (1127) herrührt. Betreffs orbita vgl. m. Abh., C.Bl. f. A., März, Apr. 1917.

2) Er hat lateinisch geschrieben. Die beste Ausgabe ist von E. NICAISE, Paris 1890. Sie giebt die altfranzösische Übersetzung.

3) Die Ärzte sprechen rétina. Auch der gelehrte C. G. KÜHN hat in s. Lex. med. (II, S. 1596) retína. Den Römern war Retina der schöne Ort, den wir heute Resina nennen.

Dura oculi tunica, ejus pars pellucida, Adhaerens (adnata) albave oculi tunica.

Aber die reinere Sprache war nicht von langer Dauer. Schon FABRICIUS AB AQUAPENDENTE[1]) bringt wieder Conjunctiva, Cornea, Sclerotica, Retina. So ist es verblieben, als das 18. Jahrhundert die Wiedergeburt der Augenheilkunde einleitete, — in augenärztlichen Schriften, wie in der ersten von MAÎTRE-JAN aus dem Jahre 1707, und auch in anatomischen, wie in der Descriptio anatomica oculi humani von J. G. ZINN aus dem Jahre 1755, der ersten Sonderschrift über die Anatomie des Seh-Organs.

Schließlich haben diese Namen gewissermaßen eine gesetzliche Anerkennung erhalten, in der Nomenklatur, welche die anatomische Gesellschaft im Jahre 1895 herausgab. Obwohl die Wiedergeburt der Wissenschaften unter dem Einfluß der griechischen Werke erfolgt ist, sind wir diese Namen der mittelalterlichen Arabisten nicht losgeworden. Dabei ist es doch so einfach, sie durch Ausdrücke der Muttersprache zu ersetzen: Bindehaut, Hornhaut, Lederhaut, Netzhaut.

Zusatz.

Über den Namen Lens crystallina[2]).

A. Die alten Griechen bezeichneten mit *φακός* die Linsenfrucht. Sie hatten nicht die leiseste Ahnung davon, daß ein der Linsenfrucht ähnlicher, durchsichtiger Körper die Lichtstrahlen sammelt; aber bei der Zergliederung von Thier-Augen fanden sie im Innern einen eis-ähnlichen Körper, den sie eis-artige Feuchtigkeit nannten (*κρυσταλλοειδὲς ὑγρόν*)[3]) und seiner Gestalt nach mit einer Linsenfrucht verglichen.

Bei AETIUS (VII, 1) lesen wir: *τὸ κρυσταλλοειδὲς ὑγρὸν ὃ καὶ δισκοειδὲς καὶ φακοειδὲς καλεῖται· προσέοικε γὰρ τῇ μὲν χροιᾷ κρυστάλλῳ, τῷ δὲ σχήματι φακῷ.* »Die eis-artige Feuchtigkeit, welche auch die scheiben- oder linsenförmige heißt; denn sie gleicht an Farbe dem Eise, an Gestalt einer Linse.

Und RUFUS meldet uns, daß die Haut, welche die eis-artige Feuchtigkeit umgiebt, anfangs keinen Namen hatte, später aber die linsen-ähnliche von ihrer Gestalt, die eis-artige von der (eingeschlossenen) Feuchtigkeit genannt worden ist.

B. Die Araber haben *κρυσταλλοειδὲς ὑγρόν* übersetzt mit ǵalidīja, wört- »der Gefrorene«.

In den mittelalterlich-lateinischen Übersetzungen der arabischen Heilkunde finden wir dies wiedergegeben mit glacialis (AVICENNAE Canon), grandineus (RASIS ad Almansor.), cristalleis (ALII f. Abbas, lib. reg.).

---

1) De visione, 1600. — V. F. PLEMPIUS, der gute Sprachkenntnisse besaß und auch das Wort Orbita für Augenhöhle als barbarisch verwarf, hat Tunica retiformis. (Ophthalmographia, Amsterodami 1632, S. 40.)

2) J. HIRSCHBERG, C.Bl. f. A. 1916, S. 43.

3) Die ursprüngliche Bedeutung von *κρύσταλλος* ist Eis, die spätere Bergkrystall. (*Κρύος*, Frost, Eis.)

C. Nach dem Wiedererwachen der Wissenschaften lesen wir bei VESAL. de corp. hum. fabrica, l. VII, c. XIV (1543): est itaque oculi centrum[1]) humor, quem Graeci κρυσταλλοειδῆ vocant: uti nos quoque, qui et glacialem illum nuncupamus, à similitudine nimirum quam cum lucidissima glacie et exactissimo crystallo obtinet, non quidem in consistentia aut duritie, verum in colore seu luce potius. Est enim is humor, optimi crystalli instar pellucidissimus, et omnia, quibus jam exemptus, vitri alicujus modo, imponitur, impense quorumdam utrinque extuberantium specillorum modo adauget.

Also, der Krystall des Auges vergrößert, wie ein doppelt erhabenes Glas-Stück. Letzteres hieß damals noch specillum[2]), — oder perspicillum. So bei FELIX PLATER zu Basel (1583): Crystallinus humor perspicillum est nervi visorii[3]).

D. Den Namen Linse für Sammel- (und Zerstreuungs-)Gläser hat Jo. B. PORTA eingeführt.

Die Brillengläser nannte er allerdings specilla (de refractione l. VIII, 1593); aber die größeren Sammel- (und Zerstreuungs-)Gläser lentes. Es heißt Magiae natur. l. XVII, c. x (1607)[4]): Lēntes vocamus circulorum portiones simul compactas, concavorum et convexorum. Docebimus primo lente convexa crystallina ignem accendere.

Der große Jo. KEPLER nennt in seiner ersten Schrift Paralip. in Vitellionem (1604, prop. XXVIII) die Brillen für Weitsichtige perspicilla convexa, die für Kurzsichtige p. concava. Aber in seiner zweiten Schrift (Dioptrice, 1611) hat er den Namen Linse auch auf die Brillengläser angewendet.

De Lente.

XXV. Definitio. Lens est vitrum aut crystallus in forma disci orbicularis, latior quam profundior.

XXVI. Definitio. Convexa lens est, quae vel utraque vel una sola superficie convexa est. Idem intelligo de cava. XXVIII. Def. Convexum, concavum, mixtum, in genere neutro, intelligitur perspicillum, vitrum, corpus etc. sonatque idem quod lens convexa, cava, mixta etc.

E. Der letzte Schritt war nunmehr, den Krystall des Auges wegen seiner optischen Wirkung wieder als Linse regelmäßig zu bezeichnen, wie ihn die Griechen wegen der äußeren Ähnlichkeit gelegentlich benannt hatten.

GOVERT BIDLOO[5]) zu Amsterdam hat wohl zuerst den Namen lens crystallina gebraucht, in seiner Anatom. corp. hum., cent. et quinque tabulis p. G. DE LAIRESSE ad vivum delineatis demonstrata, Amstelod. 1685, fol. max., Tab. XI, fig. 20, 23, 24. Es heißt daselbst:

Humor crystallinus . . . pellucidus, splendens et duriusculus humor, sive Lens Crystallina.

---

1) Über diesen Irrthum VESAL's vgl. § 305.

2) Das Wort bedeutete bei den Alten (den Römern) nur die Sonde. Vgl. § 303, S. 202 und § 685, S. 189.

3) Vgl. § 307.

4) Diese Ausgabe und die vom Jahre 1644 waren mir zugänglich, nicht aber die erste vom Jahre 1558. — PORTA sagt vocamus, KEPLER aber lens est vitrum. PORTA hat die Priorität.

5) Vgl. § 827.

In PLENCK's doctr. de morb. ocul., Viennae 1777 (S. 17, 139). wieder Name schon vollständig eingebürgert.

F. Im 19. Jahrhundert erinnerte man sich wieder des griechischen Stammes φακός und hat ihn in zwiefacher Weise verwendet, 1. für den Krystall des Auges, 2. für die Glas-Linsen. Das erste ist wohl zulässig, das letztere eher ein Mißbrauch. 1. PHILIPP V. WALTHER beschrieb 1810 die Entzündung der Krystall-Linse und die ihrer Kapsel als Phakitis und Phakohymenitis (Periphakitis).

FR. PAULI unterschied 1838

den harten Star, Phako-scleroma,
den weichen Star, Phako-malacia,
den flüssigen Star, Phako-hydropsia.

A. BIRNBACHER beschrieb (1884) die Phako-kele, Hernia lentis crystallinae. F. C. DONDERS hat (1864) das Fehlen der Krystall-Linse als Aphakia bezeichnet. Derselbe nannte Phakoïdoskop (Phakoskop) ein Instrument, um die PURKINJE'schen Bilder genauer zu betrachten.

2. H. SNELLEN hat ein Phako-meter angegeben, um die Brennweite von Brillengläsern festzustellen.

III. Nach dieser Abschweifung müssen wir zu den Alexandrinern zurückkehren und ihrer Haupt-Leistung für unser Gebiet gedenken: sie haben den griechischen Kanon der Augenheikunde[1]) geschaffen.

Wie er entstanden ist, wissen wir nicht. Gebucht hat ihn DEMOSTHENES[2]), der Herophilaer, welcher unter Nero lebte, in seinem Ὀφθαλμικός. Dies Werk hatte unbedingte Geltung bei allen Späteren, bei RUFUS und bei GALEN, bei ORIBASIUS, AETIUS, PAULUS, bis zu dem spätesten Byzantiner JO. AKTUARIUS im 14. Jahrh.[3]).

Wenn wir aus den vier letztgenannten, und namentlich aus PAULUS, den Kanon, so gut es geht, wiederherzustellen suchen[4]); so finden wir in dessen hauptsächlichen Kapitel-Überschriften eine Reihe von Krankheits-Namen, die noch in der Nomenklatur des 19. Jahrhunderts ihre Geltung bewahrt haben, nämlich die folgenden:

Περὶ [ταράξεως καὶ] ὀφθαλμίας. Περὶ φλεγμονῆς. Πρὸς ῥευμάτων ἐπιφοράν. Περὶ χημώσεως. Περὶ ὑποσφαγμάτων καὶ ἐμφυσημάτων . . . Περὶ ἐκτροπίων . . . Περὶ τραχώματος. Σύκωσις, τύλωσις. Περὶ χαλαζίων. Περὶ κριθῆς. Φθιρίασις . . . Πρὸς τριχίασιν. Περὶ προπτώσεως. (Μυιοκέφαλον, σταφύλωμα.) Περὶ ὑποπύων. Περὶ οὐλῶν καὶ λευκωμάτων. Περὶ πτερυγίων. Περὶ ἀνθρακώσεως καὶ καρκινω-

---

1) § 235 (J. HIRSCHBERG).

2) WELLMANN, Die Alterthumswiss. im letzten Vierteljahrh. von W. KROLL, 1905, S. 153; und PAULY-WISSOWA, V, S. 189.

3) Einige Sätze aus der alten, lateinischen Übersetzung »Obtalmicus« hat uns noch SIMON JANUENSIS [1270—1303] in s. Synonyma medicinae aufbewahrt. Vgl. C. G. KÜHN, Additamenta ad elenchum medicorum veterum, Lips. 1826. — Volangistrum, ein Haken mit Nadel-Öhr, bedeutet nicht, wie KÜHN meint *βολβάγκιστρον*, sondern *βελονάγκιστρον*, d. h. Nadel-Haken. 4) § 236 fgd.

μάτων. Περὶ μυδριάσεως. Περὶ φθίσεως καὶ ἀτροφίας. Περὶ γλαυκώματος καὶ ὑποχύματος. Περὶ ἀμαυρώσεως καὶ ἀμβλυωπίας. Περὶ στραβισμοῦ. Περὶ ἐκπιεσμοῦ. (Exophthalmus.) *Περὶ συγχύσεως. Περὶ μυωπάσεως.*

Der Name *σταφύλωμα* hat im Laufe der zwei Jahrtausende einige Wandlungen erfahren, aber durchgehalten. Zunächst ist Folgendes zu berücksichtigen[1]: *Σταφυλή*, Traube (Weintraube); *ῥάξ* Beere. Lat. uva, Traube; acinus, Beere (einer Traube, bacca die allein-stehende); racemus, Traube; racemosus traubenartig = *βοτρυώδης*, von *βότρυς*, Traube, Ranke.

»Ein Vorfall der Regenbogenhaut aus Zerreißung der Hornhaut heißt, so lange er klein ist, Fliegenkopf; aber, stärker vergrößert, ähnlich der Beere einer Weintraube, (*παραπλησίως ῥαγὶ σταφυλῆς*), Staphyloma.« PAUL AEGIN. Vgl. § 243. Bei CELSUS, VII, 7, 11: Similis figura acino fit.)

Neulateiner (HENRICUS MATHISIUS, der Übersetzer des AKTUARIUS in der Sammlung des H. STEPHANUS, 1554) übersetzen staphyloma mit uvatio, was noch 1843 bei K. HIMLY (II, 95) angeführt wird, oder mit uveatio.

Im 18. Jahrh. und in der ersten Hälfte des 19. wurde die Staphylom-Lehre eifrigst gepflegt; HIMLY führt 22 Arten derselben an, RUETE 15. Aber der Name bedeutete nichts mehr von der Beere, sondern nur Wulst oder Hervorwölbung am Auge. So kam es, daß man ein staphyloma racemosum unterschied, wo mehrere Buckel neben einander liegen. (PLENCK 1777, BEER 1792, HIMLY 1843; aber auch noch in Lehrbüchern unsrer Tage.)

In der 2. Hälfte des 19. Jahrh., wo man die Druck-Steigerung kennen gelernt, hat die Lehre vom Staphylom an Interesse eingebüßt; aber auch in heutigen Lehrbüchern findet sich noch ein halb Dutzend Arten verzeichnet.

Eine Liste von 61 Krankheits-Begriffen bringt AETIUS in der Einleitung zu den Augenkrankheiten (VII, c. 2).

Eine Liste von 113[2]) Augenkrankheiten findet sich in der Schrift *εἰσαγωγὴ ἢ ἰατρός*, die in der galenischen Sammlung (XIV, 644) überliefert ist; übrigens nicht die von GALEN (II, 42) erwähnte Schrift des Arztes HERODOT, der unter den flavischen Kaisern lebte, darstellt, sondern (nach WELLMANN, Pneumat. Schule, 15) etwa dem 3. Jahrh. nach Chr. entstammt.

Aus dieser Liste haben gelahrte Ärzte im Beginn der Neuzeit noch weitere Namen für ihre Aufzählungen und Beschreibungen der Augenkrank-

1) Die Nicht-Berücksichtigung der eigentlichen Bedeutungen hat in modernen Übersetzungen der alten Texte zahlreiche Fehler hervorgerufen und auch zu modernen Falsch-Bildungen Veranlassung gegeben.

2) Man zählt ja 114 Krankheits-Namen. Aber Z. 5 ist zu lesen: *κριθὴ καὶ ποσθία ⟨λεγομένη⟩*. Denn die beiden Worte bezeichnen dieselbe Kr.; und dies ist das einzige *καὶ* in den Gruppen der Liste.

Von wichtigeren Namen erwähne ich zwei: 1. *κολοβώματα ⟨βλεφάρων⟩*, das hat sich bis heute erhalten. 2. *ἡμεράλωψ*. Dies steht nicht einmal im Thesaur. ling. graec., — weil es in GORRAEI def. med. (Francof. 1578) fehlt, seiner Quelle für ärztliche Ausdrücke; auch nicht bei PASSOW, nicht im Lex. Graec. suppletorium von H. v. HERWERDEN (1910), wohl aber in *ΜΕΓΑ ΛΕΞΙΚΟΝ* von KONSTANTINIDES, Athen 1902. Auch der so sorgsame und in den Alten beschlagene PETER CAMPER erklärt (c. 7, S. 326, 1766): Hemeralopiae vocabulum veteribus incognitum fuit.

heiten entnommen: so LEONHART FUCHS zu Tübingen in seiner Tabula oculorum morbos comprehendens vom Jahre 1536[1]; so JAQUES GUILLEMEAU zu Paris in seinem Werk Des maladies de l'œil qui sont in nombre cent treize[2]) auxquelles il est subject, vom Jahre 1585.

IV. Noch ein drittes ist von den Alexandrinern zu melden: sie waren es, die zuerst Sprach-Gelehrsamkeit in die Heilkunde eingeführt haben; sie schufen die HIPPOKRATES-Wörterbücher. Das erste ist schon aus früh-ptolemäischer Zeit; zahlreiche folgten nach, diese Literatur reicht bis in's zweite Jahrhundert n. Chr. hinab.

Die hippokratischen Schriften enthielten zwar keine fremdsprachigen Kunst-Ausdrücke, aber zahlreiche seltne Worte; dazu kam die aphoristische Beschaffenheit einzelner Schriften, die Kürze des Ausdrucks selbst in den ausgeführten: alles dies und noch dazu die hohe Verehrung, die man dem HIPPOKRATES zollte, riefen neben den Erläuterungs-Schriften (Kommentaren) jene Wort-Erklärungen (Lexika) in's Leben.

An den letzteren betheiligten sich sowohl gelehrte Ärzte, als auch Grammatiker.

Von den drei uns erhaltenen ist für uns Ärzte besonders das von GALEN bemerkenswerth. Dieser, der etwa fünfhundert Jahre nach der Abfassung der meisten hippokratischen Schriften lebte, hat in der Einleitung zu seiner »Erklärung der Hippokratischen Glossen« hervorgehoben, daß er »besonders die Worte, welche in jenen Zeiten gebräuchlich gewesen, es aber heute nicht sind, erläutern wolle«. Nur zwei Sätze will ich aus seiner alphabetisch geordneten Schrift anführen:

1. *ἰλλαίνειν· διαστρέφειν τοὺς ὀφθαλμούς.*

Dies Wort *ἰλλαίνειν* kommt nur in den hippokratischen Schriften vor, sonst nirgends in den uns erhaltenen Resten der griechischen Literatur.

2. *νυκτάλοπες· οἱ τῆς νυκτὸς ἀλαοί.*

Hier hat GALEN doppelt gefehlt, sowohl gegen den Sinn der hippokratischen Stellen, als auch gegen die Wort-Ableitung[3]): denn *νυκτάλωπες* bedeutet Nachtäugler, d. h. Tagblinde. Aber die späteren Griechen (ORIBAS., PAUL., AET., AKT.) folgen darin dem GALEN.

Heutzutage ist wieder Hemeralopie Nachtblindheit, Nyktalopie Tagblindheit, — wenigstens für die große Mehrzahl der Ärzte[4]).

---

1) Vgl. § 315.

2) G. sagt nicht, wie er zu der Zahl 113 gekommen ist. Es ist ihm aber leicht nachzuweisen. In der Chirurgie seines Meisters A. PARÉ fand er eine Mittheilung des gelehrten Dr. CAPPEL »Les maladies ou affections des yeux, comme escrit GALIEN, chap. 15 de l'introduction, sont en nombre de 113« ... — Derselbe sagt auch »Crithe ou Postia«. (Œuvres c. d'A. PARÉ, par MALGAIGNE, Paris 1840, II, S. 414 u. 416.)

3) Vgl. § 51—55.

4) Vgl. § 55.

Fremdsprachliche Namen in griechischen Texten finden wir zuerst und vornehmlich in der Arzneimittel-Lehre des PEDANIUS DIOSCURIDES (um 50 n. Chr.), der ältesten, die auf unsre Tage gekommen. Es ist ja selbstverständlich (und wird auch von uns noch heutzutage beobachtet), daß ausländische Ware aus ihrer Heimath den Namen mitbringt. So finden wir bei DIOSCURIDES die folgenden mineralischen Mittel[1]: *σῶρυ*, ägyptisch[2] se-ur, »das große Salz«. Wohl Blei-Vitriol. *στίμμι*, äg. stm, »Augenschminke«, Spießglanz, das natürliche Schwefel-Antimon.

Diese Mittel und ihre Namen haben in der griechischen Fach-Literatur sich fortgeerbt.

Aber die Synonyma, d. h. Pflanzen-Namen der Römer, Galler, Punier, Ägypter, welche KURT SPRENGEL in den Text des DIOSCURIDES aufgenommen, hat der neueste Herausgeber, M. WELLMANN, wieder ausgeschieden, da die neuere Untersuchung der Handschriften den unanfechtbaren Beweis geliefert, daß sie erst aus der alphabetischen Umarbeitung herrühren, die in der salernitanischen Zeit angefertigt worden. Diese Fremdsprachen-Gelehrsamkeit war also dem griechischen Schriftsteller DIOSCURIDES fremd gewesen!

Die spät-hellenistischen Ärzte, welche auf die Alexandriner folgten, haben in den ärztlichen Kunst-Ausdrücken, wenigstens unsres Faches, nichts Wesentliches mehr geändert.

Ebenso wenig die Byzantiner. Man sollte diese aber nicht vernachlässigen. Auch sie haben griechisch geschrieben. Bei dem späten THEOPHILUS, aus dem 7. Jahrh., lesen wir (vom Bau des Menschen, IV, c. 15) für Augenhöhle — an Stelle des bei den Hippokratikern und bei GALEN üblichen Ausdrucks *χώρα τοῦ ὀφθαλμοῦ* — den ganz bezeichnenden *κοίτη τ. ο.*, »Lager des Augapfels«[3].

V. Betreffs der römischen[4] Schriftsteller, von denen Mitteilungen über Augenkrankheiten auf unsre Tage gekommen sind, genügen einige kurze Bemerkungen.

---

1) Vgl. § 125.

2) Gelegentlich stoßen wir bei DIOSCURIDES auch auf Anklang an einen altägyptischen Text. Pap. Ebers VII, 2: »Ein andres Mittel gegen Verdunklung der Pupille im Auge, Feilspäne von Ebenholz«. DIOSCURID. m.m. I, 129: *Ἔβενος . . . δύναμιν ἔχει σμηκτικὴν τῶν ἐπισκοτούντων ταῖς κόραις.*

3) Im qanun des Ibn-Sina findet sich qīfāl; bei den Übersetzern vena cephalica. Bei den Griechen hieß sie *ὠμιαία.* (GALEN II, S. 378 u. 792.) Die Gelehrten haben viel darüber gestritten. HYRTL (Onomat. anatom. S. 104) behauptet, daß qīfāl ein arabisches Wort sei!

Aber, wer des späten LEO PHILOSOPHUS *Σύνοψις τῆς ἰατρικῆς* nachsieht, findet (II, c. 1); *τὴν κεφαλικὴν καὶ ὠμιαίαν λεγομένην φλέβα.* (LEO lebte zur Zeit des (Kaisers Theophilus [829—892 n. Chr.].)

4) In Rom war die Heilkunde griechisch: da erschienen griechische Kunstausdrücke nicht als Fremdwörter, — eher lateinische als Eindringlinge.

Der Encyklopädist A. CORNELIUS CELSUS, der seine Schrift de medicina um die Zeit von 18—39 n. Chr. nach griechischen Quellen geschrieben, — »ein griechisches Werk des Asklepiades-Schülers T. AUFIDIUS SICULUS war eine wichtige, vielleicht seine einzige Vorlage gewesen«[1]), — verfährt nicht nach einheitlichem Plan bezüglich der Kunst-Ausdrücke.

Die Namen der Kollyrien, soweit sie nicht blos an den des Urhebers anknüpfen, sind alle griechisch, z. B. *ἀστήρ*, *μεμιγμένον*, *διὰ λιβάνου* u. s. w.

Von den Namen der Krankheiten sind sehr viele griechisch[2]), wie *πρόπτωσις*, *σκληροφθαλμία*, *σταφύλωμα*, *μυδρίασις*, *κριθή*, *χαλάζια*, *φθειρίασις*, *ἐγκανθίς*, *αἰγίλωψ*, *ῥυάς*, *ἀγκυλοβλέφαροι*, *λαγώφθαλμοι*[3]), *ἐκτρόπιον*.

Eingeführt werden diese griechischen Namen durch solche Worte: Graeci vocant, Graeci nominant, Graeci appellant, Graece vocatur.

Neben den griechischen kommen aber auch zweisprachige Krankheits-Namen vor:

1. Suffusio, quam Graeci hypochysin nominant. Das ist eine gute Übersetzung, die wohl hier zuerst in der römischen Literatur vorkommt, etwas später bei SCRIBONIUS LARGUS, der seine Conpositiones zwischen 43 und 48 n. Chr. verfaßt hat, sowie bei G. PLIN. SECUNDUS (33—79 n. Chr.), und die auch in der Neuzeit üblich geblieben, jedenfalls bei denjenigen Chirurgen des 18. Jahrhunderts, welche ein elegantes Latein geschrieben haben. Vgl. JOH. ZACH. PLATNERI institut. chirurg. Lipsiae 1744, § 1301: »Suffusio, Graecis *ὑπόχυσις* vel *ὑπόχυμα*, aliis cataracta dicitur.«
2. Resolutio oculorum, quam paralysin Graeci nominant.
3. Unguis quod pterygion Graeci vocant.

Drittens kommen aber auch rein lateinische Krankheits-Namen bei CELSUS vor:

Lippitudo, aspritudo, pusulae, pituitae cursus, cava ulcera, cicatrices, carbunculi, clavi.

Ähnlich liegt die Sache bei denjenigen römischen Ärzten, die lateinisch geschrieben, und die Augenkrankheiten berührt haben, bei SCRIBONIUS LARGUS, THEODORUS PRISCIANUS, CASSIUS FELIX, sowie bei MARCELLUS und bei dem Verfasser der naturalis historia, C. PLINIUS SECUNDUS: wir finden griechische Bezeichnungen, zweisprachige, einige lateinische Übersetzungen griechischer Ausdrücke.

---

1) A. CORNELII CELSI quae supersunt. Recensuit FRID. MARX, MCMXV, Lips. et Berol. in aed. B. G. Teubneri.

2) Daß sie in der Ausgabe von DAREMBERG mit griechischen Buchstaben, in der neuesten von MARX mit lateinischen gedruckt sind, haben wir bereits gesehen.

3) Auch hier haben wir noch Beiwörter, wo die Ärzte unsrer Tage Hauptwörter bilden, z. B. Ankyloblepharon, Lagophthalmus.

So bei SCRIBONIUS: 1. Ad recentes epiphoras et conturbationes. Das letztgenannte Wort steht für ταράξεις. 2. Ad sordida ulcera oculorum crustasque habentia, quas ἐσχάρας vocant, item ⟨ad⟩ carbunculos, quos ἄνθρακας dicunt. 3. ... ad vastum tumorem, quem quia a loco interdum videtur propellere oculum, πρόπτωσιν vocant. 4. Ad caliginem et ⟨ad⟩ aspritudinem oculorum siccamque perturbationem... quam ξηροφθαλμίαν vocant. 5. Ad callositatem. 6. Ad veterrimam aspritudinem et excrescentem carnem, σύκωσιν quam vocant. 7. Ad suffusiones oculorum, quas Graeci ὑποχύματα dicunt.

THEODORUS PRISCIANUS, der gegen Ende des 4. Jahrh. n. Chr. lebte, bezeichnet die Augen-Entzündungen als commotiones, reumata. Richtiger, als GALEN, erklärt er: Nyctalopes, qui per noctem vident.

Von CASSIUS FELIX (um 447 n. Chr.) sollen nur die folgenden Übersetzungen angeführt werden: Amblyopia id est obtunsio visus. Hyposfagma, id est suffusio sanguinis ex percussu in oculis facta. Torpor sensus, quem Graeci narcen tes estheseos vocant. Ad trachomata, id est asperitates palpebrarum, et ad sycosin, quam nos ficitatem dicimus.

Der Ober-Apotheker MARCELLUS hat in seinem Arznei-Buch, das wahrscheinlich um 408 n. Chr. verfaßt ist, den achten von seinen 28 Abschnitten den Augen-Mitteln gewidmet. Es möge genügen, die Überschriften der Unter-Abtheilungen anzuführen: 1. Ad epiphoras et lippitudines... 2. Xerocollyria ... ad xerophthalmiam et caliginem et aspritudinem ... 3. Ad vulnera ulceraque et cicatrices atque carbunculos crustasque oculorum et glaucomata atque albugines ... 4. ... oculis ictu laesis ... et adversus molestias pilorum et ad aegilopas et ad nyctalopas et ad varulos id est hordeolos ...

Bei PLINIUS finden wir albugo oculorum für λεύκωμα, oculorum lacrimatio, hebetatio, imbecillitas, auch oculorum caligo für ἀμβλυωπία.

VI. Nicht zu vergessen sind die Thier-Ärzte. Das älteste uns erhaltene Werk über Thierheilkunde ist CLAUDII HERMERI mulomedicina Chironis[1]), die etwa um 400 n. Chr. angefertigte Übersetzung eines griechischen Werkes und seinerseits Quelle für VEGETIUS, welcher den größten Teil seiner Schrift einfach daraus entlehnt hat.

L. II, c. 4—12 handeln von den Augenkrankheiten: de triciasi oculorum, de suffusione oculi, de platocoriasin, de lunatico oculo, de stafyloma oculi, de incomotio oculi.

(Letztes bedeutet ἐγκομμάτιον, Diminutiv von ἔγκομμα, Hinderniß.)

Platocoriasis kommt vor und ypochima; unges, terrigia quae vocantur, — für πτερύγια; endlich obtalmostaton (für ὀφθαλμόστατον, Lidsperrer) und

1) ED. EUGEN ODER, Lips. 1901. Die Sprache ist das Latein der Maulthier-Treiber jener Zeit. Aber der Inhalt enthält Wichtiges, auch für die Augenheilkunde. Vgl. C. Bl. f. A. 1902, S. 84.

typhlodiplangistron (für τυφλοδιπλάγκιστρον), stumpfer Doppelhaken, Lidheber.

Hier haben wir ein aus drei Stämmen zusammengesetztes Wort, was sonst in den Schriften der griechischen Ärzte kaum vorkommt, wohl aber in den Neubildungen moderner Ärzte des 19. Jahrhunderts, z. B. in Labido-belon-ankistron, Pincetten-Nadel-Haken [1]).

Übrigens sind auch bei den griechischen Ärzten gerade die Bezeichnungen für Instrumente öfters zusammengesetzte Wortbildungen, häufiger, als die der Krankheiten: man vergleiche τύφλαγκιστρον (PAUL. AEG. VI, 5), βλεφαρόξυστον, βλεφαροκάτοχον, πτερυγοτόμον [2]).

VII. Jetzt haben wir die griechisch-römische Literatur, soweit sie für unsre Aufgabe in Betracht kommt, erledigt und wenden uns zu der arabischen.

Es giebt einen arabischen Kanon der Augenheilkunde. Das Erinnerungsbuch für Augenärzte [3]), welches ʿALĪ IBN ʿISĀ zu Bagdad um das Jahr 1000 n. Chr. verfaßt hat, wird von UṢAIBIÁ (in seiner arabischen Geschichte der Ärzte, aus der ersten Hälfte des 13. Jahrh. n. Chr.) so beurtheilt: »Lediglich auf dieses Buch beschränken sich die Ärzte, unter Vernachlässigung ähnlicher Werke.« AL-QIFTĪ (1172—1248 n. Chr.) bringt (in seiner Chronik der Philosophen) einen ähnlichen Ausspruch: »Nach diesem Werk arbeiten die Ärzte dieses Faches zu aller Zeit.« Immerhin thun wir gut, noch »die Auswahl von den Augenkrankheiten« des ʿAMMĀR aus Mosul, welche fast zu derselben Zeit in Ägypten geschrieben ist und die Aussaugung des Stares enthält, mit hinzu zu nehmen.

In dem arabischen Kanon sind ebenso, wie die Namen für die Augentheile, so auch die für die Krankheiten rein arabisch. Ein Kunst-Ausdruck ist hier zu nennen, der für die weitere Entwicklung von Wichtigkeit geworden: Ὑπόχυμα wurde übersetzt mit nuzūl el-mā', Herabsteigen des Wassers; öfters steht auch einfach mā' für Star [4]).

Bezüglich der anatomischen Namen ist noch zu erwähnen, daß ʿain sowohl Auge als auch Quelle bedeutet. Das steht in vielen arabischen Abhandlungen über Augenheilkunde. Das hat auch »Liber de oculis quem compilavit ALCOATI, CHRISTIANUS TOLETANUS anno D. J. MCLIX«

1) § 282. 2) § 343.

3) Aus arab. Handschriften übersetzt. und erläutert von J. HIRSCHBERG u. J. LIPPERT, Leipzig 1903.

Es ist das älteste Handbuch der Augenheilkunde, welches wir vollständig und in der Ursprache besitzen.

4) Vgl. § 265, Z. Eine vollständige Liste der (transscribirten) arabischen Namen für die Augenkrankheiten findet sich in den Arabischen Augenärzten von HIRSCHBERG, LIPPERT, MITTWOCH, I, Leipzig 1904, S. 31—34; der 141 Augenheilmittel, ebendas. S. 295—320; der 36 Augen-Operations-Instrumente (mit Abbildung) im II. Th., Leipzig 1905, S. 165—170, und weiter bis 174. Vgl. auch die Register der Augenheilk. des Ibn Sina, Leipzig 1902. Die Namen der Augentheile sind schon mitgetheilt.

(II, c. 1): et omnia idiomata concordantur in ocdio hoc quod idem velit dicere quod fons. Hieraus folgte mit Nothwendigkeit arabischer Ursprung der Schrift, den auch schon PAGEL angenommen. Es ist dann auch gelungen, die arabische Urschrift aufzufinden, wenigstens des fünften Traktats. (§ 271.)

Persisch sind in den arabischen Schriften nur wenige Krankheits-Namen, z. B. šabkūr, der Nachtblinde, und rūzkūr, der Tagblinde. Die rein arabischen Namen ʿašā, Nachtblindheit, und ǵahar, Tagblindheit, sind in einer Handschrift des Erinnerungsbuches, offenbar als Erklärungen, hinzugefügt. Der Perser TABARI (um 970 n. Chr.) erklärt (in seinen arabisch geschriebenen »Hippokratischen Behandlungen«) ausdrücklich, daß šabkūr persisch, ašā arabisch sei, und fügt hinzu, daß einzelne Ärzte mit dem persischen Namen die niedrigere Stufe bezeichneten, mit dem arabischen die höhere. (Auch bei uns giebt es ja Ärzte, die für einen dünnen Hornhaut-Fleck nur den lateinischen Namen macula, für einen dichten nur den griechischen leukoma kennen.)

Auch die Namen der 36 Augen-Operations-Instrumente sind rein arabisch, und nur zwei persisch: al-barid, Lanzette zur Eröffnung der Augenhäute vor dem Star-Stich; und ǵaft, Rabenschnabel, Fremdkörper-Pincette[1]).

Übrigens finde ich die Namen der Instrumente recht bezeichnend: einige sind ja einfach der Volks-Sprache entnommen, wie Messer, Schere, Haken; andre nach der Ähnlichkeit mit bekannten Gegenständen ausgewählt, wie Rosenblatt, Myrtenblatt, Speer, Axt, Sichel; noch andre nach ihrem Zweck benannt, der Öffner (Lidheber), der Kratzer, der Auszieher, der Sammler, der Reiniger.

Die Star-Nadel heißt el-miqdaḥ (von der Wurzel qadaha, perforavit,) oder al-muhett (vielleicht von der Wurzel hatta, fregit). Der erstere Name bedeutet mehr die Nadel mit dreieckiger, der letztere die mit runder Spitze. Doch wird öfters in demselben Satze mit den beiden Namen abgewechselt.

Die spät-arabischen Ärzte geben andre, phantastische Ableitungen. Zahlreich sind die Verstümmelungen dieser Worte bei den Arabisten, alcadah, magda, mucadahati u. s. w.

Etwas größer ist die Ausbeute an Fremdwörtern bei den Heilmitteln, schon wegen der hohen Wertschätzung, deren sich das Werk des DIOSKORIDES bei den Arabern zu erfreuen hatte.

---

1) Die mittelalterlichen lateinisch-barbarischen Übersetzungen der arabischen Schriften geben dies (z. B. ʿALĪ IBN ʿISĀ, II c. XL) mit picecarola. Das dürfte aus dem Spanischen (pico de cuervo) stammen. Andre Schreibarten sind pincecarela, piscicariola u. s. w. Der griechische Ausdruck war λαβίδιον. AET. VII, c. 21. Aus SIMON JANUENS. (1300) ersehen wir, daß diese Stelle dem DEMOSTHENES entnommen ist. Vgl. Arab. Augenärzte, I, S. 149.

In der kanonischen Schrift des ʿAlī ibn ʿIsā hält sich der griechische Antheil in mäßigen Grenzen.

Unter den 141 Augenheilmitteln sind aus dem Griechischen hergeleitete Namen nur bei den folgenden anzunehmen:

1. Abanūs, ἔβενος (aus dem ägyptischen hebnë).

2. Afijūn, ὄπιον.

3. Aqāqija, ἀκακία.

4. Itmid (oder atmud), στίμμι (aus dem ägyptischen stm). Aus atmud stammt das mittelalterliche Antimonium.

5. Farbiūn, εὐφόρβιον.

6.—8. Qulquṭār, qalqant, qualquadīs, χάλκανθος, χαλκῖτις[1]. (Hier kommt auch der arabische Name vor: zāǵ, Beize, Vitriol.)

9. Quaranful, καρυόφυλλον[2].

Übrigens ist der Vergleich griechischer Arznei-Namen mit den entsprechenden arabischen nicht so einfach, weil drei verschiedene Fälle sich finden:

1. Einige griechische Worte sind aus asiatischen (semitischen) entlehnt. μύρρα, Myrrhe, = arabisch murr, aramäisch murr (mura)[3].

2. In andren Fällen ist der griechische Ursprung eines arabischen Wortes ganz klar, z. B. kiruti, Wachs-Salbe, κηρωτή.

3. Gelegentlich ist auch die griechische Umformung eines semitischen Wortes wieder in das Arabische aufgenommen worden. χαλβάνη ist hebräisch ḥelbᵉnā; nichtsdestoweniger ḥalbani bei Ibn Sina die buchstabengetreue Umschreibung des griechischen Wortes. (Der rein arabische Name für Galban-Harz ist qinna.)

Somit kann die arabische Namen-Gebung in der Augenheilkunde als recht befriedigend, wohl gelungen und volksthümlich bezeichnet werden, — namentlich im Vergleich mit der römischen.

Aber, da der Grundstock der arabischen Heilkunde, also auch der Augenheilkunde, auf Übersetzungen griechischer Texte beruht; so sind doch deutliche Spuren dieses Ursprungs auch in den Namen sichtbar geblieben:

1. Die Griechen unterschieden sieben Arten von Hornhaut-Geschwüren: vier oberflächliche, ἀχλύς, νεφέλιον, ἄργεμον, ἐπίκαυμα, und drei tiefe, ἔγκαυμα, βοθρίον, κοίλωμα. (Aet. VII c. 27—29; Paul. Aeg. III c. 22.)

1) Über die chemische Bedeutung dieser Worte vgl. Augenh. d. Ibn Sina, S. 180, die des ʿAlī Ibn ʿIsā (Arab. Augenärzte I), S. 314; sowie unsren § 138, S. 224.

2) Aus dem Sanskrit stammt filfil, Pfeffer. — Misk, Moschus, und anbar, Ambra, waren den Griechen unbekannt gewesen und sind erst von den Arabern in die Heilkunde eingeführt.

3) Vgl. H. Lewy, Die semitischen Fremdwörter im Griechischen, Berlin 1895.

Die Araber haben diese Eintheilung, welche sie auf GALEN[1]) zurückführten, fast wie ein unantastbares Erbgut gehütet.

Schon in der ersten arabischen Augenheilkunde, von HUNAÏN (800 bis 873 u. Z.), erscheinen die sieben Arten.

Der brave ʿALĪ IBN ʿISĀ hat sogar (II c. 53) diese sieben griechischen Namen (in arabischen Buchstaben) angeführt; hierbei sind nicht blos in der Schreibung, — was ja vom Abschreiben herrühren könnte, sondern auch in der Deutung etliche Fehler mit untergelaufen: aḫlius, nafalion, arǵāmūn, biqūma, botrion, falūma, fiqūma. Die vierte Art soll die astförmige, die sechste aber die schmerzende bedeuten.

In der praktischen Erörterung nimmt der Araber aber gar keine Rücksicht auf die feinen Unterschiede zwischen den sieben Arten. Das gleiche gilt von IBN SINA, bei dem die Namen noch mehr verdorben erscheinen.

Für die Leser waren diese Fremd-Namen ganz werthlos. Somit verdient ʿAMMĀR, der Zeitgenosse des ʿALĪ IBN ʿISĀ, größeres Lob, da er es verschmäht, mit den griechischen Namen zu prangen und — zu irren.

2. Merkwürdige Doppel-Namen treten in der arabischen Literatur auf, z. B. ḥabb-al-qūqūja, bei RĀZĪ im almansurischen Buch (IX) und bei IBN SINA im qānūn.

Hier steht qūqūja für κοκκία, Körner, Pillen; das arabische ḥabb bedeutet gleichfalls das Korn. Somit ist der ganze Ausdruck aus einem griechischen Wort und aus seiner arabischen Übersetzung zusammengeschweißt, — ein Überbleibsel aus der Kinderzeit der Übersetzungs-Thätigkeit, wo habb vielleicht noch nicht in der Bedeutung von Pille eingebürgert gewesen.

Etwas Ähnliches findet sich ja noch in der Sprache der heutigen Ärzte, — taenia solium[2]), wo solium aus dem arabischen silsil = ταινία herstammt[3]).

---

1) So IBN SINA III, III, II, c. 3. Doch ist dies aus den echten Schriften nicht zu belegen. (Von den unechten der galenischen Sammlung vgl. XIV, 773 u. XIX, S. 433.)

2) In dem Breviarium practice des Cataloniers ARNALDUS DE VILLA NOVA zu Montpellier (1235—1312), der zu den Arabisten gehört, heißt es (XX, c. 33, fol. 180, Lugduni 1500): ... Maximi lumbrici, qui aliquando emittitur longior uno vel duobus bracchiis, qui solium sive cingulum dicitur. Hier sieht man ganz klar, daß solium die latinisierte Form des arabischen silsil, Band, darstellt.

KARL V. LINNÉ hat in seinem Systema naturae (1735) das griechische ταινία (PLIN. und »Einführung«, in der galenischen Sammlung, XVII, S. 555) mit dem arabistischen Wort zu Taenia solium zusammengesetzt. Seitdem bewahren es die Ärzte.

Aber die falsche Erklärung des Pariser Professors N. ANDRY (Traité de la génération des vers, 1700), daß solium von dem lateinischen Wort solus, allein, abzuleiten sei, hat noch 1866 in dem Prof. Dr. JOH. LEUNIS (Nomenclator zoologicus, § 184) einen Verfechter gefunden. LEUKART hat das Richtige angedeutet.

(Ich möchte noch bemerken, 1. daß ARNALD's Urheberschaft am Breviarium bestritten wird, 2. daß Thes. l. gr. u. PASSOW für ταινία als Beleg anführen: GALEN, II, 386. Das ist ED. CHART. und bezieht sich auf die eben erwähnte Stelle.)

3) Stenopäischer Spalt, was man heutzutage gelegentlich findet, ist nicht viel besser; denn στένωπος heißt schon der Eng-Paß.

3. Was in der griechischen Literatur unmöglich gewesen, ein Prunken mit fremdsprachiger Gelehrsamkeit, das tritt zum ersten Mal in der arabischen zu Tage.

Zumal der gelehrte Fürst« IBN SINA[1]) liebt es seine Darstellung mit griechischen Namen zu schmücken, obwohl ihm arabische zur Verfügung standen: er hat ḫīmusis (*χήμωσις*) für gut arabisch wardinaǵ und taraḫsis (*τάραξις*) für takkadur; ferner aḫīlūs (*ἀγχίλωψ*) für ġarb, amuriasfis (*μυδρίασις, ἀμαύρωσις*), franitis (*φρενῖτις*), litarges (*ληθαργία*).

Auch bei den Heilmitteln, wo das Kanonische Buch des ʿALĪ IBN ʿISĀ mit einigen Fremdwörtern auskam, braucht er deren eine ganze Anzahl.

Abgesehen von ūqīja, *οὐγγία*, und dirham, *δραχμή*, finden wir: 1. afsintin, *ἀψίνθιον*. 2. aḫatis, *ἀχάτης*. 3. akākiā, *ἀκακία*. 4. aliksirin (el-iksir), *ξηρὸν* (*κολλύριον*). 5. astrimachun, *ἀστὴρ Μάγνου*, die Stern-Salbe des MAGNUS. 6. basīlīkun (*βασιλικόν*) für el-meliki. 7. fankritis (*πάγχρηστος*). 8. frasijun (*πράσινον*). 9. ḫalbani (*χαλβάνη*) für qinna. 10. ijerāǵ fikra (*ἱερά πικρά*). 11. isṭalṭiqon (*σταλτικόν*). 12. istiftīkān (*στυπτικόν*). 13. kamatrius (*χαμαίδρυς*). 14. kiruti (*κηρωτή*). 15. lubanis (*λιβάνιον* sc. *κολλύριον*). [16.—18. qualqadis, qalqant, qulqutar (*χαλκῖτις, χάλκανθος*).] 19. qanturijun (*κενταύριον*). 20. qimulia (*κιμωλία*, sc. *γῆ*). 21. sqamunia, saqmunia (*σκαμμωνία*). 22. ṭirjāq (*θηριακόν*). 23. ṭraḫmatikon (*τραχωματικόν*).

Er hat auch, unter den Instrumenten, iqlid (*κλειδίον*, Schlüssel, Sonden-Ende).

Dieses Prunken mit fremdsprachiger Gelehrsamkeit ist weiterhin fast lawinen-artig angeschwollen, mit jeder neuen Übersetzung, — aus dem Arabischen ins mittelalterliche Latein, hieraus in die neueren Landes-Sprachen, als diese gegen Ende des 16. Jahrhunderts zuerst für Darstellungen der Augenheilkunde in Anwendung gekommen sind.

Ein eigenthümlicher Denkfehler hat sich dabei eingenistet, daß in dem fremden Wort mehr läge, als in dem einheimischen. Davon haben die Ärzte unsrer Tage noch nicht sich frei gemacht.

VIII. Die Araber wâren die Lehrmeister des mittelalterlichen Europa, durch die barbarisch-lateinischen Übersetzungen arabischer Texte.

Der erste, welcher im Abendland solche Übersetzungen angefertigt hat, war CONSTANTINUS AFRICANUS, der 1015 zu Carthago geboren und 1087 im Kloster zu Monte Cassino, unweit von Salerno, gestorben ist. In dem liber de oculis, den er für sein eignes Werk ausgegeben, aber wörtlich aus dem des HUNAIN übersetzt hat, lautet die Überschrift des 27. Kapitels de cataracta«; während DEMETRIUS, der andre Übersetzer desselben

1) Es ist nicht anzunehmen, daß er Griechisch verstand. Ob er einen sprachkundigen Helfer fand, ob ihm ein Wörterbuch zur Hand war, — wer kann das wissen?

Werkes von Ḥunain, de suffusione« bringt. In der Übersetzung, welche Gerard (1147—1187) von der Chirurgie des Abulqāsim angefertigt, werden die arabischen Worte »qadḥ al-mā' an nāzīl fī'l 'ain«, d. h. »das Stechen des Wassers, das herabsteigt ins Auge«, lateinisch wiedergegeben mit den Worten »de cura aquae quae descendit in oculo vel kataracta«.

Bei den europäischen Arabisten des 13. Jahrhunderts wurde das Wort cataracta rasch beliebt und begann das Wort aqua, die Übersetzung von mā', zu verdrängen.

So haben wir also, in der mittelalterlich lateinischen Übersetzung eines arabischen Werkes aus der Hand eines Arabisten für die wichtigste Augenkrankheit die latinisirte Form eines griechischen Wortes empfangen, das zwar von den griechischen Ärzten[1]) niemals in diesem Sinne angewendet, aber heutzutage bei den Ärzten aller Kultur-Länder allgemein gebräuchlich geworden und nur von wenigen durch den Namen der Muttersprache ersetzt wird.

Übrigens ist die Erklärung Gerard's, »cataracta est aqua quae descendit in oculo« (Wasserfall = Herabsteigen des Wassers), — bald verdunkelt worden durch die Deutung Fallgatter. Schon in der Chirurgia Wilhelmi Congenii (aus dem 14. Jahrhundert) lesen wir: De Cataracta... in porta visus. Sodann bei Fabricius ab Aquapend. (1537—1619), Op. chir. I c. 16: Cataracta ... sumpta denominatione ab illis portis quae ... superne deorsum cadunt. Histoire de l'Acad. R. des Sciences (1706, S. 12) erklärt cataract durch Sarrasine (Fallgatter). H. Boerhaave (1708, c. IV): considerant nunc morbum uti valvam in humore aqueo positam. Unser Heister gebraucht (1713) in seinem lateinischen Text das deutsche Wort Fallgattern. So noch Philipp v. Walther im Jahre 1849.

Constantinus Africanus und Gerardus wurden schon lange nicht mehr gelesen, — auch nicht von dem gelehrten Ph. v. Walther, der sein Lehrbuch der Augenheilkunde mit einem Abriß der Geschichte dieses Faches eingeleitet hat.

---

1) Bei den Griechen bedeutet καταῤῥάκτης (καταράκτης): 1. Wasserfall, 2. Fallgatter, 3. einen schnell herabstürzenden Wasservogel. Über die Bedeutung des lateinischen Wortes cataracta belehrt uns Thes. ling. lat. Vol. III (1906—1912), S. 565:

C. omne quod vi quadam decidit. I dejectus aquae A. naturalis. B. arte factus, i. q. saeptum. II. variae res similitudine saeptorum dictae. A. fores pendentes ... E. in imagine de palpebris vel oculis. Gregor. Tur. [538 n. Chr.] Leonastis ... decidentibus cataractis lumen caruit oculorum. — cum prae umore capitis decidentibus cataractis oculorum aditus haberet ... graviter obseratos.

Somit ist schon 500 Jahre vor Constantinus das Wort cataracta, aber im Sinne von Fallgatter, von einem Bischof für eine Augenkrankheit angewendet worden, die doch wohl unser Star gewesen ist.

Die lateinischen Übersetzungen arabischer[1]) Schriften, welche der ärztlichen Welt Europas im 11., 12. und 13. Jahrhundert fast die einzige Quelle der Belehrung darboten, und auch weiterhin noch, bis zum 16. Jahrhundert, eifrigst studirt worden, hatten neben andren zahlreichen Fehlern auch noch den Mangel, daß eine ungeheure Zahl von arabischen, aber zum Theil (von unwissenden Abschreibern) bis zur Unkenntlichkeit entstellten Worten in dem lateinischen Text den Fortschritt des Lesers hemmt und aufhält. Einige dieser arabischen Worte hat der Übersetzer aus Bequemlichkeit oder Nachlässigkeit stehen lassen; andre wohl absichtlich beibehalten, weil sie ihm feiner oder pompöser schienen; ein dritter Theil blieb deshalb unübersetzt, weil es sich um schwierige oder seltne Worte handelte, z. B. um Bezeichnung von Arznei-Pflanzen u. dgl., deren genaue Übertragung nicht sogleich zu bewerkstelligen war.

So machte sich das Bedürfniß von Erläuterungs-Schriften geltend. Das königliche Buch von ʿALĪ B. AL-ʿABBĀS († 994), übersetzt von STEPHANUS ANTIOCHENES 1127, ist 1523 zu Lyon gedruckt mit den Synonyma des MICH. DE CAPELLA. (Derselbe erklärt: Syn . . . sine quibus praesens liber multis in locis intelligi non potest.) Die Ausgabe von Avicennae Operum in re medica, die 1564 zu Venedig erschienen ist, enthält:

1. Antiqua expositio Arabicorum nominum;
2. ANDREAE BELLUNENSIS Arabicorum nominum latina interpretatio.

Aber auch für eine Sonder-Schrift unsres Faches gab es Erläuterungen. Aus einer Handschrift des 14. Jahrhunderts hat Dr. PANSIER[2]) veröffentlicht: Synonima Jhesu de Oculis. Allerdings war ja der Text von Tractatus de oculis Jhesus Hali ganz besonders mangelhaft überliefert[3]); er enthält nur einzelne Abschnitte, welche man verstehen kann, das Ganze bleibt unverständlich. Die Synonima konnten daran nichts bessern. Erst die deutsche Übersetzung aus arabischen Handschriften hat Wandel geschaffen und bewiesen, daß ein bisher mißachtetes Werk das beste Lehrbuch darstellt vom Jahre 1000 bis zum Anfang des 18. Jahrhunderts, d. h. bis zur Wiedergeburt der Augenheilkunde.

IX. Wenn wir uns nunmehr daran machen, zu untersuchen, wie in der arabistischen Zeit des europäischen Mittelalters die Kunstausdrücke unsres Faches sich gestaltet haben; so müssen wir zunächst feststellen, daß ein wirkliches Lehrbuch der Augenheilkunde, vergleichbar

---

1) Auch griechische Schriften zur Heilkunde wurden damals nur durch lateinische Wiedergabe arabischer Übersetzungen verbreitet. Die unter dem Namen Articella bekannte Sammlung enthält, neben Isagoge Joanitii, die Aphorismen des HIPPOKRATES nebst dem Commentar des GALENUS, des letzteren tegni s. ars parva mit dem Commentar des HALI RODOAM u. a.

2) Collect. ophthalm. veterum auctorum fasc. III, Paris 1903, S. 367. — Sein eignes Glossaire der verstümmelten Worte ist werthlos.

3) § 263.

denen der Araber, in Europa während dieser Zeit, ja sogar bis zum 16. Jahrhundert, überhaupt nicht geschaffen worden ist.

Der von den Arabisten so hochgeschätzte, aber recht dürftige liber de oculis, quem compilavit ALCOATI, Christianus Toletanus a. D. J. MCLIX, ist, wie wir gesehen haben, die Übersetzung eines arabischeu Textes. Der (unbekannte) Übersetzer war recht unwissend, wie man aus dem Vergleich des arabischen Textes vom fünften Buch, der in einer Sammel-Handschrift des Escorial gefunden worden, nachweisen kann. Alle Worte, die ihm schwierig erschienen, hat der Lateiner ausgelassen; indisch übersetzt er mit griechisch; er ist ungenau in den Krankheits-Namen, wie in der Kennzeichnung der Heilmittel.

Immerhin wurde das Buch viel gelesen; somit verlohnt es sich, seine Kunst-Ausdrücke anzuführen.

Die anatomischen Namen stimmen überein mit den oben angeführten des GERARDUS.

Die Krankheits-Namen sind für den damaligen Leser fasslich latinisirt: Obliquatio (Schielen), debilitas visus, aegritudo quae projicit uveam (caput formicae, granum uveum, pomatum, caput clavi), dilatatio pupillae, constrictio pupillae, descensus aquae quem quidam cataractam vocant, vesicae, maculae, sanies in cornea, lippitudo, ungula, fluxus lacrimarum, fistula, contractio et relaxatio lacertorum, scabies in palpebris, conglutinatio palpebrarum, relaxatio et corrugatio palpebrarum, hordeolum, pili nascentes contra naturam, verruca, nodus s. lupia. Die Liste der einfachen Augen-Heilmittel beginnt mit Euphorbium, Asa foetida, Myrrha, Thus, Opium. Die der zusammengesetzten mit Collyrium Galeni, Collyrium basilicon, Joannitii. Danach folgen dann einige »Sief«[1]).

Somit werden wir der mittelmäßigen Übersetzung eines dürftigen Buches in einer Beziehung unser Lob nicht vorenthalten: die Kunst-Ausdrücke sind durchweg lateinisch, d. h. für den gewöhnlichen Leser jener Zeit durchaus verständlich.

Die ebenso dürftige, aber im Mittelalter gleichfalls hochgerühmte Practica oculorum des BENEVENUTUS GRAPHEUS aus Jerusalem, die wohl dem 12. Jahrhundert entstammt und uns in zahlreichen Handschriften, nicht blos lateinisch, sondern auch provençalisch, altfranzösisch, altitalienisch erhalten ist, scheint ursprünglich arabisch abgefaßt und dann von dem in Italien und Süd-Frankreich umherreisenden Vf. lateinisch vorgetragen zu sein.

Seine Nomenklatur ist theils arabisch, theils arabistisch. Die Stare heißen cataractae. Die Operation nennt er acuare[2]), das ist eine latei-

---

1) Arabisch šijāf = κολλύριον.

2) Dies Wort fehlt im Glossarium med. et infim. latinitatis. Ich fand die französische Übersetzung aiguiller (esguilleter) bei WOOLHOUSE (1717). Vgl. Dict. de l'Académie française I, S. 43, 1887: Aiguillier v. a. T. d'Oculiste. Abaisser la cataracte de l'œil. Il n'est plus usité.

nische Neubildung für den arabischen Kunstausdruck al qadḥ, das Stechen (des Stares). »Die weisen Ärzte von Salerno haben den Namen Obtalmia nach HIPPOKRATES und GALENUS eingeführt.« Folgen der Augen-Entzündungen sind panniculi. Vom Trachom heißt es: Saraceni vocant infirmitatum ǵarab minor[1]) i. e. scabies oculorum.

Weit systematischer ist der Abschnitt von den Augenkrankheiten in der Chirurgia magna des GUY VON CHAULIAC, vom Jahre 1363.

Unter seinen Krankheits-Namen sind einige ganz einfach und selbstverständlich, wie Thränen und Fluß, Vergrößerung und Verkleinerung des Augapfels, Ausfall der Wimpern, Läuse an den Wimpern; andre lateinisch-barbarisch, wie strabositas; die meisten aber arabisch und unter diesen viele verdorben, daher den früheren Erklärern des GUY meist unverständlich: so verdiginet (wardīnaǵ, Chemosis); silac (sulāq, Lidrand-Entzündung, Psorophthalmia); xere (šaʿīra, Gerstenkorn); gesse (ǵasā, Lidverhärtung) »Sebel secundum Avicennam est panniculus«. (Es heißt bei IBN SINA[2]): sabal ǵišāwa. Man sieht, daß pannus [panniculus] die Übersetzung von ǵišawa darstellt, nicht von sabal.)

Dies arabische Wort sebel [für Hornhaut-Fell in Folge von Körnerkrankheit, pannus] hat die Jahrhunderte überdauert: es erscheint nicht blos bei PIERRE FRANCO [1561] und bei GEORG BARTISCH [1585], sondern auch in dem ersten Lehrbuch der wiedergeborenen Augenheilkunde, von MAÎTRE-JAN [1707], sowie in zahlreichen Lehrbüchern des 18. Jahrhunderts; ja es hat sich bis in's 19. Jahrhundert hinüber gerettet. C. G. KÜHN, lex. med. II, 1335: Sebel i. q. pannus oculorum. L. A. KRAUS, med. Lexikon, 1844, S. 939: Sebel = Pannus oculi. Erst im 20. Jahrhundert ist es aus den Wörterbüchern und den Schriften zur Augenheilkunde verschwunden.

Der Star ist dem GUY ein häutiger Fleck im Auge, »coram pupilla«. Die erste Stufe nennt er imaginatio oder fantasia; die zweite suffusio oder aqua descendens oder gutta (sc. opaca), die dritte cataracta.

Gutta serena ist ihm die Amaurose, Blindheit bei klarer Pupille: »Bei der Cataract sieht man einen Fleck in der Pupille; aber bei der Gutta serena sieht man nichts; deshalb wird sie serena genannt. Denn der Seh-Geist kann nicht austreten, wegen der Verstopfung des Sehnerven, wie es im vierten Buch der inneren Krankheiten erklärt worden; oder wenn er kommt, ist der Star schwarz, und man bemerkt ihn nicht, wie BENEVENUTUS bezeugt.«

---

1) Die Verstümmelungen dieses Wortes in den Handschriften sind zahlreich und gräßlich. — Über gutta serena für Amaurose werde ich alsbald einige Worte sagen.

2) § 280. Ich habe gezeigt, daß sabal ursprünglich gleich ῥεῦμα. (Vgl. auch § 262: a wird wie e gesprochen, nach dem nicht-emphatischen Konsonanten.)

Diese Vorstellung war den Griechen[1]) nicht fremd. [AET. VII c. 50, nach DEMOSTH. und GALEN.] Sie war auch den Arabern geläufig. [HUNAIN, IV c. 13, l. d. oculis, GALENI Op., Basil. 1542. ʿALĪ B. ʿISĀ, III c. 13.] Der Name gutta serena, auf den wir hier stoßen, hat sich erhalten bis in's 19. Jahrhundert: JOS. BEER, II, S. 419, 1817. PH. V. WALTHER, II, S. 649 u. 665, 1849. Der letztere giebt eine ganz irrige Erklärung des Namens[2]).

GUY hat diesen Namen nicht erfunden.

Sein Citat »4. B. der inneren Krankheiten« ist einem Araber entnommen, und bedeutet das erste Buch von GALEN's Ursachen der Symptome. (Vgl. § 264.) Daselbst heißt es (c. 2) vom Sehnerven: ἐμφράξεις τε καὶ θλίψεις, ὅσα τε δι' ἐπιῤῥοὴν ὑγρῶν ὄγκον ἐργάζεται παρὰ φύσιν. (Vgl. § 208.)

Der von GUY erwähnte BENEVENUTUS hat das Folgende: »Dicimus de prima specie cataractarum que est incurabilis est illa quam medici Salernitani vocant guttam serenam . . . quia pupilla est nigra ac clara. Aber in der fünfbändigen Collectio Salernitana von SALVATORE DE RENZI (Napoli 1852—1859) vermochte ich keine Beleg-Stelle aufzufinden, auch nicht in dem hier abgedruckten mittelalterlichen Wörterbuch Alphita«.

Dr. CAPPEL (A. PARÉ, II, S. 416) erklärt: Cataracte . . . Elle s'appelle dar AVICENNE Gutta zala, et obscura. Aber im lateinischen Canon AVICENNAE konnte ich dies nicht bestätigen, ebenso wenig im arabischen qanūn, pessen entsprechende Kapitel Hr. Prof. E. MITTWOCH noch einmal mit mir durchgesehen, etwas dahin Zielendes entdecken. Ebenso wenig in den beiden vorher erwähnten Wörterbüchern zum Canon AVICENNAE.

Dagegen fand ich in dem Breviarium, das dem ARNALDUS DE VILLA NOVA zugeschrieben wird, nicht nur (I, XIII) gutta ca. sive obtalmia, sondern auch (I, XVI): de caligine oculor. et nebula et gutta zala.

Übrigens liebt es GUY, einfachen und verständlichen Ausdrücken noch zum Schmuck den arabischen hinzuzufügen, z. B. »erweiterte Pupille, die von AVICENNA alintizar genannt wird«. (intišār, Erweiterung.)

Gelegentlich verfährt er umgekehrt, z. B. bei Heilmitteln, daß er zu-

---

1) Das hat TRNKA DE KRZOWITZ ganz übersehen, wenn er in s. Historia amauroseos, Vindobon. 1781, S. 9, geschrieben: A barbaris olim Gutta serena vocabatur, gutta ex inepta Arabum sententia.

Allerdings von Tropfen sprechen die Griechen nicht; sondern von Verstopfung des Sehnerven-Kanals durch dicke oder zähe Flüssigkeit: ὅταν δὲ διὰ πλῆθος ὑγρῶν παχέων ἢ γλισχρῶν ἔμφραξιν ἀθρόως ὑπομένῃ ὁ πόρος, heißt es in der erwähnten Stelle bei AETIUS.

H. BOERHAVE (1708 c. III): Barbarus aliquis vocavit hunc morbum guttam serenam; quia videbat aliquando illud malum subito oriri, putavit guttam ante foramen visus (?) subito delabi.

2) »Bei der Gutta serena scheint dem Kranken ein heller Tropfen Wasser vor der Sehe langsam herabzufallen; dem ersten folgt ein zweiter und diesem noch mehrere... Ich vermuthe, daß die sonst nicht leicht erklärbare lateinische Benennung der Amaurose: Gutta serena hierin ihren Grund hat. Dies Skotom ist eines der seltensten....

erst den arabischen Namen giebt und danach die Übersetzung, z. B. Etec tuarium alfarti d. h. von gutem Geschmack.

Um das Bild der arabistischen Zeit zu vervollständigen, wollen wir noch das 9. Buch von RAZĪ's ärztlicher Schrift an MANSUR betrachten, das eine specielle Pathologie und Therapie der Krankheiten vom Kopf bis zu den Füßen enthält, und dessen lateinische Übersetzung im Mittelalter, ja sogar noch bis zum Beginn des 17. Jahrhunderts, eines der beliebtesten Lehrbücher an europäischen Universitäten geblieben ist[1]).

In der kommentirten Ausgabe des JOANNES ARCULANUS VERONENSIS (um 1420 u. Z.), die von 1483—1560[2]) acht Mal gedruckt worden, finden sich die folgenden Namen von Augenkrankheiten:

Ophthalmia (Obtalmia in der Ausgabe, Venet. 1497). De ulceribus oculorum. De his quae in oculis cadunt. De albedine oculorum.

De scabie et pruritu oculorum.

De šebel. De ungula. De atarfati sive sanguine effuso in oculo. (ṭarfa, arab.) De lachrymis s. distillatione oculi.

De debilitate visus. De tumore palpebrarum. De inversione pilorum. De aqua descendente in oculo. De nictolopis. De dilatatione pupillae. De fistula lachrymali.

Man kann nicht behaupten, daß der Student überlastet wurde, sei es durch Zahl, sei es durch Schwierigkeit der Namen, da er nur zwei arabische Worte zu behalten hatte. (Eine größere Zahl findet sich allerdings in den langathmigen Zusätzen des ARCULANUS.)

X. Wenden wir uns nunmehr von der mittelalterlichen Zeit der Arabisten zur Neuzeit, so scheint mir die Thatsache höchst bemerkenswerth, daß die Hauptschriften der Araber in lateinischen Übersetzungen schon vor denen der Griechen und ihren lateinischen Übersetzungen gedruckt worden sind:

Canon AVICENNAE 1473 (und schon vorher ohne Jahreszahl). Liber nonus ALMANSORIS 1483. HIPPOCRATES lateinisch 1525, griechisch 1526 (Aldina); Ausgabe von FOESIUS 1595 mit lateinischer Übersetzung und Wörterbuch. GALENUS lateinisch 1490, griechisch 1525 (Aldina).

Die Sonderschriften über Augenheilkunde, welche im Beginn der Neuzeit von hochgelahrten, aber mit genügender Erfahrung nicht ausgestatteten Ärzten verfaßt worden sind, stützen sich ganz auf die alten Griechen, so namentlich die Tabula oculorum morbos comprehendens (1538) von LEONHART FUCHS, dem berühmten Professor der Medizin zu

---

1) § 264, S. 15; § 276, S. 105.

2) Die Ausgabe von 1560 habe ich benutzt. Ferner Opera RASIS p. BONET. LOCATELLUM, Venet. 1497.

Tübingen, der allerdings ein Freund der Griechen und Feind der Araber gewesen.

Da finden wir fast ausschließlich griechische Namen. So bei den Krankheiten des ganzen Augapfels:

Atrophia, Ecpiesmos, Strabismos, Paralysis, Myopiasis, Amblyopia, Rhexis, Nyctalops, Phlegmone. Die Veränderungen des Kammerwassers, welche im griechischen Kanon keine besonderen Namen erhalten hatten, werden auf Grund der Darstellung von GALENUS mit den folgenden lateinischen Namen aufgezählt: Augmentum, crassities, imminutio, color mutatus. Aber die Farben-Veränderung der Hornhaut, die auch von GALEN erwähnt wird, erhält einen griechischen Namen, exallage chroas[1]. (Im Ganzen sind es 64 Namen.)

Ein wirklicher Fortschritt in der Augenheilkunde wurde nicht durch die Schrift von L. FUCHS oder durch L. BONACIOLI (de natura oculorum 1529) oder durch die eleganten Vorlesungen von H. MERCURIALI über Augen- und Ohren-Leiden vom Jahre 1591 eingeleitet, sondern durch die Schriften einfacher und erfahrener Wundärzte.

AMBROISE PARÉ[2] erweckt unser volles Vertrauen durch seine Beobachtungen und Operationen; aber gerade bei der Darstellung der Augenkrankheiten hat er, mit Ausnahme der Star-Operation, das Wesentliche seines Textes aus DALECHAMPS[3], der seinerseits wieder den PAULUS VON AEGINA (auch den AETIUS, CELSUS, ABULQĀSIM und IBN SINA) ausgeschrieben.

Überhaupt werden von A. PARÉ nur wenige Augenkrankheiten angeführt. Sie erhalten seltener (6 : 16) griechische oder lateinische, vielmehr meistens französische oder zweisprachige Bezeichnungen: De lagophthalmie ou œil de lièvre. Ectropion. De la gresle des paupières, nommée Chalazion en grec et d'un autre vice, nommé Hordeolum[4]. D'une substance grasse nommé Hydatis. De la lippitude et chassie. De l'œil qui chet (liegt) dehors, dit Proptosis. D'atrophie de l'œil. De Chemosis. De l'agglutination .... De Ungula. Des fistules lacrimales appellées des Grecs

1) GALEN VII, 99: *εἰ δὲ μὴ πολλὰ εἴη τὰ ὑγρὰ, τῇ χρόᾳ δ' ἐξηλλαγμένα* (in der Hornhaut).

2) 1510—1590. Seine Chirurgie erschien 1564, 1572 und in seinen »Werken« 1575, 1579, 1585. Nach seinem Tode erfolgten noch zahlreiche Ausgaben (bis 1685) und Übersetzungen (bis 1678). Die prachtvolle Ausgabe von J. F. MALGAIGNE (3 Bände, Paris 1840/41) enthält natürlich die ganze Bibliographie.

3) Chirurgie française, du sixième livre de PAUL AEGINÈTE, rec. par M. JACQUES DALECHAMPS, Lyon 1570.

4) »Beim Hagelkorn ist der griechische Name den Ärzten geläufiger geblieben, als der lateinische, — grando. Beim Gerstenkorn kennen sie nur den lateinischen hordeoleum (übrigens schrieben spätrömische Ärzte hordeolus), nicht aber den griechischen, — *κριθή*.« (§ 43 und m. Wörterbuch, 1887, S. 44.)

Aegylops. Du Staphylome. De l'œil plein de matière purulente, dit Hypopyon. De la dilatation de la pupille, ... Mydriasis. Des Cataractes[1]).

Also die grammatische Bürde, die dem Leser von A. PARÉ's Darstellung der Augenheilkunde auferlegt wird, ist nicht sehr drückend, — geringer, als in den meisten Lehrbüchern unsrer Tage für die genannten Kapitel.

Aber ein großes Zugeständniß an die Buchgelehrsamkeit hat A. PARÉ in der Ausgabe vom Jahre 1579 gemacht: er bringt, in der Einleitung zu den Augenkrankheiten, aus der Feder eines gelehrten Freundes[2]), des Hrn. CAPPEL, Doctor regens der medizinischen Fakultät zu Paris, eine Liste von achtzig griechischen Namen von Augenkrankheiten, hauptsächlich aus den Schriften »Einleitung« und »ärztliche Erklärungen« der galenischen Sammlung, die er für echt hält, auch aus GALEN selber, aus AET., PAUL. AEG.

Ja, Herr CAPPEL hat noch einige Namen hinzugefügt. Zunächst, als gleichbedeutend mit Myopiasis, das Wort Catopsis[3]): das hat sich nicht gehalten. Dann aber zwei, die auf unsre Tage gekommen sind: 1. Hyperopsia[4]), remota visio. Dieser Name ist im 19. Jahrhundert wieder aufgenommen, zuerst von JÜNGKEN (1832), der unter Hyperopsia Gesichts-Schwäche durch übermäßige Anstrengung der Augen verstehen wollte; sodann von HELMHOLTZ, — mit Ausstoßung des s, — zur Bezeichnung der Übersichtigkeit.

2. Anopsia, quand on ne sçauroit discerner les objects, s'il ne sont pas un peu eslevés. Dieser Namen ist schlecht und hat lange geruht; dann wurde er wieder aufgenommen, von JÜNGKEN, welcher als Hebetudo visus ex anopsia die Gesichts-Schwäche aus Mangel an Übung der Sehkraft bezeichnet. Das hat sich gehalten bis auf unsre Tage; das steht noch in trefflichen Lehrbüchern der Augenheilkunde aus dem 20. Jahrhundert und in den neuesten Wörterbüchern der Medizin. (GUTTMANN, 1913, S. 67; ROTH, 1914, S. 25; DORNBLÜTH, 1916, S. 19.)

Vergeblich habe ich 1887 (in m. Wörterbuch, S. 5) geschrieben: »Die Beibehaltung des Wortes ἀνοψία, das bei den Griechen Mangel an Zukost bedeutet, wäre lächerlich.«

---

1) Die Ausgabe von 1561 hatte hier: Cataracte est autrement appellée des Grecs Hypochyma, des Latins suffusio, et des Arabes cataracte et du vulgaire maille (Fleck). In den späteren Ausgaben sind die gesperrten Worte fortgefallen. Wahrscheinlich hatte ein gelehrter Freund dem braven AMBROISE seinen Schnitzer klar gemacht.

2) Ganz ohne Fehler hat er sich seiner Aufgabe nicht entledigt.

3) *Κατόψις* heißt Ansicht, Anblick.

4) *Ὑπεροψία* bedeutet das Übersehen, die Verachtung, — z. B. die des Alexandros durch Diogenes. (Plutarch, Alex. XIV.)

Den Namen Parosasis, Hallucinatio, citirt CAPPEL nach — SAVONAROLA: er konnte das Wort bei GALENUS finden[1]).

Diese ganze, prachtvolle und gelehrte Liste des Herrn CAPPEL wird von A. PARÉ in seiner Darstellung nicht benutzt; er deutet an, daß er dies — später thun wollte, ist aber nicht dazu gekommen.

A. PARÉ's Schüler JACQUES GUILLEMEAU, der in seiner Jugend eine klassische Bildung genossen, dann ein tüchtiger Wundarzt geworden, hat in seinem Traité des maladies des yeux (v. Jahre 1585) zwar eigne Beobachtungen und auch Operationen mitgetheilt, aber doch ganz eng an die Alten und ihre Namengebung sich angeschlossen, auch die Liste des gelehrten Dr. CAPPEL eifrig benutzt.

In dieser fand er: Atonia, imbécillité des paupières, und hat diesen Ausdruck vervollständigt zu Ἀτονία τῶν βλεφάρων. Dies wurde später zu einem Wort zusammengezogen, Atoniatonblepharon: so finden wir es bei PLENCK (1777) und noch bei JOSEPH BEER (1817). DEHAIS-GENDRON hatte (1770, I, 249) atoniaton blepharon, wie schon MAÎTRE-JAN (1707, S. 545).

JACQUES GUILLEMEAU giebt jeder Krankheit den lateinischen und griechischen Namen, öfters fügt er auch den arabischen hinzu, gelegentlich noch die lateinische Übersetzung des letzteren aus dem Canon AVICENNAE.

Von dem Überschwang seiner Namengebung möge uns seine erste Krankheit ein treffendes und auch genügendes Beispiel darbieten:

»De la cheute de l'œil, dite en Grec Ἐκπιεσμός ou Πρόπτωσις, en Latin Exitus, prolapsus, exertio, expression; les Arabes le nomment Almahagiat, l'interpret des mots Arabiques[2]) le nomme Alicod.«

Auch in Deutschland lebte ungefähr um die Zeit von A. PARÉ ein tüchtiger, aber ungelehrter Wundarzt, GEORG BARTISCH[3]) zu Dresden, der im Jahre 1583 einen mächtigen Folio-Band über die Augenkrankheiten und ihre Behandlung herausgegeben und darin viele eigne Beobachtungen mitgetheilt hat, auch die erste neue Operation seit dem griechisch-arabischen Kanon, die Ausrottung des ganzen Augapfels: aber grade dafür braucht er keinen neuen Namen, sondern begnügt sich mit der Beschreibung. Sonst übertrumpft er alle bisher Genannten an fremdsprachiger Gelehrsamkeit.

Schon das Titel-Blatt ist mit einem pomphaften, griechischen Namen in griechischen Buchstaben geschmückt, ΟΦΘΑΛΜΟΔΟΥΛΕΙΑ (Augendienst).

---

1) GALEN. XIV, 314, 13 und RUF. p. 163 hat PASSOW. — GALEN. VII, 99 habe ich in m. Wörterbuch hinzugefügt.

2) Gemeint ist, wie der Vergleich lehrt, Antiqua Expositio Arabicorum nominum, die wir schon erwähnt haben.

In unsrer Augenh. d. IBN SINA, S. 170, steht: ġuhūz, ἐκπιεσμός.

3) 1535—1607.

Die Vorrede wimmelt von Citaten, griechischen, lateinischen, auch deutschen. Im Text werden die Krankheits-Namen griechisch (mit griechischen Buchstaben), lateinisch, ferner arabisch (in lateinischen Buchstaben), mit den üblichen Verstümmelungen, und endlich auch deutsch angeführt.

Da nun G. BARTISCH selber angiebt, daß er keine gelehrte Bildung genossen, und im Jahre 1575 auch sicher keine solche besessen, wie aus seiner damals geschriebenen und der Nachwelt erhaltenen Handschrift über den Blasenstein-Schnitt sicher hervorgeht, in der kein Citat vorkommt, auch kein lateinisches Wort, außer einmal ausnahmsweise in einem Recept flores Cassiae, foenum Graecum; so kann er in den wenigen Jahren bis zur Abfassung seines Augendienstes eine solche Gelehrsamkeit nicht erworben haben, zumal er schon in den vierziger Jahren stand und mit Pferd und Wagen die Märkte bereiste, um den Lebens-Unterhalt für sich und seine Familie zu gewinnen.

Es bleibt nichts andres übrig, als anzunehmen, daß er die ganze Handschrift des Augendienstes von Anfang bis zu Ende durch einen fahrenden Scholast oder einen studierten Mitbürger aus Dresden mit diesen Flittern von Gelehrsamkeit hat aufputzen lassan, ehe sie ihm zur Drucklegung schön genug schien, — geradeso wie A. PARÉ dem Gewand seines Buches durch Dr. CAPPEL ein prächtiges Ordens-Band umhängen ließ.

Einige Beispiele von G. BARTISCH's Namengebung mögen hier folgen und — genügen.

Von denen die nach Aufgang der Sonnen übel oder wenig sehen, — welches Übel die Gelehrten Algiezar, Haliar, Haliader, Palier und Metralopozorchon nennen . . .

(Im ersten Wort steckt das arabische al-ǵahar, die Tagblindheit; im letzten vielleicht Hemeralops. Das übrige ist Unsinn.)

»Von denen, die nach Untergang der Sonnen wenig oder gar nichts sehen, — welches Gebrechen *νυκταλωπία*, Nocturna coecitudo, und von den Arabern Sequibare, Hasce, Albasa, Almacid, Aselnathir und Asabrati genannt wird . . .

(In hasce steckt das arabische ašā, Nachtblindheit; das darauf Folgende ist Unsinn.)

»Bei den Hochgelehrten wird der Star *ὑπόχυμα*, *ὑπόχυσις*, suffusio, descensus aquae, aqua, Veneticus[1]) oculus, am gemeinsten aber Cataracta genannt . . . Woher ferner dieses Gebrechen der Star genannt werde . . ., kann ich noch zur Zeit wieder nicht wissen. Dann dieser Name allent-

---

2) Bläulich. Dieser Name stammt aus dem sogenannten GALENI liber de oculis, a DEMETRIO translatus, der in dem lateinischen GALEN gedruckt zur Verfügung stand, jedenfalls in der bekannten Ausgabe, Basel 1542, die ich besitze, wahrscheinlich auch in früheren. (Daß es die Übersetzung von HUNAIN's Buch ist, haben wir bereits gesehen.)

halben so bekannt ist, daß auch Bürger und Bauern, Gelehrte und Ungelehrte davon zu reden wissen . . .« —

(BARTISCH, der richtig Star schreibt, während die Neu-Ausgabe vom Jahre 1686 Staar druckt, konnte die Frage, die er aufwarf, nicht lösen.

In den Keronischen Glossen, die aus dem 8. Jahrh. stammen, heißt es: Hyerna bestia staraplint, Cujus pupillae lapideae sunt, des seha augono stara sint.

Dies Wort staraplint bezieht sich auf die Star-Lehre der Griechen, welche CELSUS mit concrescit humor, es erstarrt die Feuchtigkeit, DEMOSTHENES mit ὑγρῶν πηγνυμένων ausgedrückt hat.

Später wurde das Wort staraplint [mhd. starblint] zerbrochen: die erste Hälfte hat den Begriff des ganzen [Blindheit] angenommen[1]). LUTHER hat schon Star.

Während in dem Wörterbuch von D. SANDERS [1865] noch Staar geschrieben wurde, haben die neueren von HEYNE, KLUGE, DUDEN nur Star. GRIMM's Wörterbuch X, 2, 2, S. 262, 1905, schreibt Staar.)

So lächerlich uns auch heute G. BARITSCH's Prunken mit erborgter, noch dazu vielfach unechter und jedenfalls nutzloser Gelehrsamkeit vorkommen mag, seine deutschen[2]) Krankheits-Namen sind beachtenswerth.

Fast zwei Jahrhunderte mußten vergehen, ehe wiederum von guten Schriftstellern die Augenheilkunde in deutscher Sprache dargestellt wurde. Inzwischen war durch die lateinischen Vorlesungen und die lateinischen Lehrbücher bei den Ärzten das Sprachgefühl für deutsche Krankheits-Namen abgeschwächt worden und konnte erst ganz allmählich wieder gewonnen werden.

Manche deutsche Namen, die dem GEORG BARTISCH geläufig gewesen, sind für uns verloren gegangen: Felle der Augen, boltzende (hervorragende) Augen, fratte (excoriirte) Augen-Lider, Plärr-Augen, d. i. Überwerfung der Augenlider.

Die Werke von BARTISCH (1583) und GUILLEMEAU (1585) waren die letzten unsres Faches, in denen arabistische Namengebung noch ihre Triumphe feierte. Schon vorher war der Umschwung zu den Griechen siegreich in die Erscheinung getreten. Zeichen und Banner des Sieges waren die medizinischen Wörterbücher[3]).

Ich will sie kurz anführen, da sie auch die Kunstausdrücke unsres Faches enthalten.

---

1) Vgl. § 320 (1908) u. mein Wörterbuch v. Jahre 1887.

2) Da wir auf deutsche Namen hier zum ersten Male stoßen, so möchte ich aufmerksam machen auf das »Deutsche Krankheitsnamen-Buch« von Dr. med. M. HÖFLER, K. Hofrath in Tölz, München 1899. (Kl. Fol., 922 S.) Allerdings enthält es keine eigne Forschungen.

3) CHOULANT, Bücherkunde f. d. ält. Med., 1842, § 142 fgd., und unsren § 123. Diejenigen, die ich besitze und benütze, haben die Jahreszahl gesperrt.

1. Dict. medicum vel expositiones vocum medic., ad verbum excerptae ex Hippocr. Aret. Galeno ... cum latina interpret. (Paris) 1564. Verfasser und Herausgeber war der gelehrte Buchdrucker HENRI ETIENNE II († 1598). Sein Verfahren war richtig, auf die Quellen zurückzugehen; doch unterscheidet er nicht die Werthigkeit derselben.

2. Jo. GORRAEI definit. medicarum l. XXIIII. Paris 1564. (Ferner 1578, 1601, 1622.) Enthält die griechischen Kunst-Ausdrücke mit lateinischer Erklärung. Die meisten Einzel-Artikel sind in die neue Ausgabe des Thes. ling. graec. aufgenommen worden. Auf unsrem Gebiet ist er nicht ganz vollständig.

3. Oeconomia Hippocratis Alphabeti serie distincta, ... ANUTIO FOESIO Mediomatrico Medico Authore. Genev. 1662. Das Werk stammt aus dem Jahre 1588.

Diese drei Werke aus dem 16. Jahrh., die noch bis heute werthvoll geblieben, beziehen sich nur auf die griechische Literatur und setzen Kenntniß der griechischen Sprache voraus.

Die folgenden beiden, aus dem 17. u. 18. Jahrh., berücksichtigen daneben auch die Ansichten der Neueren und fügen gelegentlich schon die Ableitung der griechischen Worte hinzu.

4. BARTH. CASTELLI (Messinens.) Lexicon medicum graecolatinum. Venet. 1607. Erlebte zahlreiche Neu-Ausgaben; so Nürnberg 1682, von dem Altorfer Professor J. B. BRUNO, mit Mantissa nomenclaturae medicae hexaglossae (lat., griech., arab., hebr., frz., ital.), die aber manches Anfechtbare enthält, das trotzdem in die Bücher unsrer Tage[1]) übergegangen ist.

5. STEPH. BLANCARDI lex. med. graecolatinum .... (graecae voces ex origine sua deducuntur) ... Amstelodami 1679. Dies Wörterbuch erlebte 20 Ausgaben. J. H. SCHULZE (1702, 1748) gab ihm eine gelehrtere Richtung und fügte einen Index prosodicus hinzu. C. G. KÜHN (Leipzig 1832) hat besondere Sorgfalt auf die Etymologie verwendet und auch die Kunst-Ausdrücke der Neuzeit hinzugefügt.

6. J. HEBENSTREIT, Erklärung griechischer Wörter von Kr. des menschl. Körpers, Leipzig 1751, hatte STEPHANUS zum Vorbild genommen und giebt die betr. Stellen griechisch, lateinisch und deutsch.

XI. Höchst bemerkenswerth und beschämend für die Nominalisten ist die Thatsache, daß die völlige Umgestaltung der bis dahin gültigen griechisch-arabischen Augenheilkunde, welche wir dem wunderbaren achtzehnten Jahrhundert verdanken, und die als neue Ära von A. HIRSCH, als Wiedergeburt der Augenheilkunde von mir gekennzeichnet worden, fast ganz und gar ohne neue Namen bewerkstelligt worden ist.

Die antike Star-Lehre wurde gestürzt, der Star als Trübung der Krystall-Linse erkannt und anerkannt, völlig neue und höchst wichtige Operationen, die Pupillen-Bildung, die Ausziehung des Stars, erfunden, neue Krankheiten beschrieben, neue Instrumente eingeführt.

---

1) Vgl. HYRTL, Onomat. anat. 1880, S. 453: rescheth, arab. für Netzhaut. Das ist aus BRUNO, aber unrichtig. BRUNO sagt: Chorioïdes, Arab, deest. Das ist ebenso unrichtig.

Beiläufig erwähne ich ein Werk aus unsren Tagen, das allerdings nur praktischen Zwecken dient: Med. Taschen-Lex. in 8 Sprachen (deutsch, engl., frz., ital., japan., russ., span., ungar.) von Dr. J. MEYER, Arzt in Berlin. Berlin-Wien, 1909.

Aber der neu erkannte Star behielt seinen alten Namen cataracta, oder suffusio.

Nur das Wort Glaukoma (Bläuung), das im griechischen Kanon lediglich eine bläuliche Trübung in der Pupille, ohne Lichtschein, und ohne Aussicht auf Heilung, bedeutet hatte[1]) und von Vertrocknung des Krystalls abgeleitet wurde, — ein Krankheits-Bild, das in den arabischen Kanon[2]) übernommen worden und den arabischen Namen zurqa (Verbläuung) erhielt, — fing damals an, die neuere Bedeutung einer bestimmten, fest umschriebenen Krankheit zu gewinnen, die, wie wir heute wissen, auf Drucksteigerung beruht.

Auch die klassischen Forschungen über Anatomie des Auges, welche im Anschluß an die neue Star-Lehre Dr. Petit angestellt und (1725—1732) veröffentlicht hat, sind fast ganz frei von Fremd-Namen.

Den Kanal um die Linse, den er entdeckte, hat er als canal circulaire godronné (geschweift) bezeichnet. Zinn nannte ihn später Canalis Petiti[3]); dieser Name hat sich bis heute erhalten. Doch ließ Dr. Petit es sich gefallen, daß sein Meß-Instrument von dem gelehrten Abbé Bignon mit dem Namen Ophthalmometer belegt wurde. (Helmholtz hat 1855 diesen Namen für sein neues Instrument von neuem erfunden[4]).)

Cheselden nannte seine neue Operation einfach »Incision thro' the Jris«, und sein Schüler Sharp sagte »cutting the Jris«, — während in unsren Tagen die Verfasser der Lehrbücher es verschmähen, einen andren Ausdruck als Jridotomie[5]) zu gebrauchen.

Daviel's denkwürdige Haupt-Veröffentlichung hat die Überschrift: Sur une nouvelle méthode de guérir la Cataracte par l'extraction du crystallin. Er hat auch keinem seiner neuen Instrumente einen gelehrten Namen gegeben.

Dies war seinem Mitstreber la Faye vorbehalten, der seine Kapsel-Fliete mit dem Namen Kystitom geschmückt hat.

Nicht so zurückhaltend mit Fremd-Namen, wie diese Entdecker, waren die gleichzeitigen Verfasser von Lehrbüchern und konnten es auch nicht sein.

---

1) § 47 u. § 243 (Rufus, bei Paul. Aeg.).

2) ʿAlī b. ʿIsā III, c. 3; ʿAmmār, c. 119; vgl. unsren § 280, IV.

3) Bei wichtigen Neu-Funden läßt man den Namen des Urhebers zur Bezeichnung gern sich gefallen.

Aber, nachdem es Sitte geworden, jede neue Krankheit, jedes »Syndrom«, jedes Symptom, jedes Untersuchungs-Verfahren und jede Abänderung eines solchen, jedes Instrument und jede vermeintliche oder wirkliche Verbesserung eines solchen mit dem Namen des Urhebers zu belegen, seitdem reicht auch das glücklichste Gedächtniß nicht mehr aus, dies alles zu behalten. Auf dem Schreibtisch muß neben dem Tintenfaß ein medizinisches Wörterbuch liegen.

4) § 1035.

5) Ein sparsamer Fachgenosse schreibt Jritomie. (Ihn schützt, ohne daß er es weiß, Aristoteles mit ἰριώδης.)

In dem ersten, von Maître-Jan, aus dem Jahre 1707, das schon die neue Star-Lehre enthält, und in dem zwar die Kette noch antik, aber der Einschlag neu und eigenartig ist, finde ich (S. 572), zum ersten Mal in der Welt-Literatur, ein paar vernünftige Worte über die ärztliche Namengebung:

»Ich wollte nicht sonderbar erscheinen, indem ich einigen Krankheiten neue Namen gab, obschon die Ideen, die ich von einigen habe, ganz und gar von denen der Alten und der Neuen sich unterscheiden. Ich habe mich derjenigen bedient, die das Alterthum ihnen verliehen. So nenne ich Cataract die Störung des Krystalls, obwohl die früheren Vf. mit diesem Namen eine andre Vorstellung verbunden hatten. Ich habe sogar die meisten Krankheits-Namen der Griechen beibehalten und konnte doch darauf verzichten, da sie sich durch Worte unsrer Muttersprache hinlänglich bezeichnen lassen. Ich wollte Schwierigkeiten denjenigen ersparen, welche dieselben Krankheiten bei andren Vf.n studiren möchten. Und, wenn ich eine Krankheit beschrieben habe, welche in der Literatur sich nicht gefunden, so habe ich sie durch die bezeichnendsten Ausdrücke unsrer Sprache gekennzeichnet.«

So finden wir bei Maître-Jan die folgenden fremdsprachigen Kunstausdrücke[1]), immer mit der französischen Übersetzung oder Erklärung: Achlys, Acrochordon, Aegylops, Amaurosis, Anchilops, Ancylo-blepharon, Argemon, Atoniaton blepharon, Bothrion, Chalazeon, Chemosis, Coeloma, Coloboma, Ectropion, Encauma, Encanthis, Epicauma, Epiphora, Exophthalmia, Glaucoma, Helos, Hemeralopia, Hydatis, Hypochysis ou Hypochima, Hypopyon, Hyppos, Hyposphagma, Lagophthalmos, Leucoma, Madarosis, Melon, Milphosis, Mydriasis, Myocephalon, Myopia, Myrmecia, Nephelion, Nyctalopia, Onyx, Ophthalmia, Perebrosis, Phalangosis, Phthiriasis, Phthisis, Phtosis, Poros, Proptosis, Ptilosis, Sebel, Sclerophthalmia, Staphyloma, Strabismos, Sycosis, Synchisis, Taraxis, Tarfen[2]), Trachoma, Trichiasis, Tylosis, Xerophthalmia.

Man sieht, 57 griechische und zwei arabische Fremdnamen hat Maître-Jan für nöthig gehalten, um seinen Lesern den Vergleich mit der übrigen Literatur bequemer zu machen.

Von zweckmäßigen Namen aus der Muttersprache bei Maître-Jan will ich nur drei hervorheben: Aveuglement de nuit, aveuglement de jour, Déplacement forcé du crystallin. (Unsre Landsleute gebrauchen noch recht häufig traumatische Linsen-Luxation.)

Das zweite Lehrbuch der Augenheilkunde aus dem 18. Jahrh., das von St. Yves aus dem Jahre 1722, ist weit kürzer, als das vorhergenannte, da

1) Seine Schreibung habe ich beibehalten.

2) ṭarfa, ὑπόσφαγμα.

es nur 373 Oktav-Seiten hat, gegen 672 Oktav-Seiten der zweiten Ausgabe von MAÎTRE-JAN; aber weit gehaltreicher, da es viel neues bringt.

ST. YVES kommt aus mit vierzehn griechischen oder lateinischen Namen, die er noch dazu der Muttersprache anzunähern sucht: Aegilops, Albugo, Anchilops, Cataracte, Chemosis, Phlyctènes, Hydropisie des paupières, Hypopion, Pterygion, Onix, Ophthalmie, Trichiase, Vue miops, Vue presbyte. Er beschreibt die Netzhaut-Ablösung als détachement de la rétine; gebraucht also nicht die Namen eines deutschen Lehrbuchs aus dem 20. Jahrh.: Amotio s. sublatio retinae; oder amotio s. ablatio eines andren, deren Mängel, gegenüber der richtigen Bezeichnung, ja auf der Hand liegen.

Ein echtes Schulbuch ist das von DEHAIS-GENDRON, Prof. der Augenheilkunde an den chirurgischen Schulen zu Paris aus dem Jahre 1770. (2 B. 8°, 389 und 438 S.) Da er bei seinen Schülern Gelehrsamkeit in fremden Sprachen nicht voraussetzen konnte, so hat er sich großer Einfachheit befleißigt. Er beginnt meistens mit der Erklärung in der Muttersprache und fügt dann den Fremd-Ausdruck hinzu, z. B.: la dilatation de la pupille ou prunelle, appellée des Grecs mydriasis. Aber seinen einfachen Wundärzten den Schmuck der griechischen Namen ganz zu ersparen, dazu konnte er sich doch nicht entschließen.

Von Lehrbüchern des 18. Jahrh. aus dem deutschen Sprachgebiet nenne ich zuerst

J. J. PLENCK, Doctrina de morbis oculorum, Viennae 1777.

118 Augenkrankheiten zählt er auf, die meisten mit griechischem Namen, etliche mit lateinischem; fügt aber, obwohl sein Text lateinisch ist, doch in der Anfangs-Liste die deutschen Übersetzungen hinzu, welche ziemlich gewandt sind, z. B.: Pustula, Eiter-Blatter; Phlyctaena, Wasser-Blatter; Nyctalopia, Tagblindheit; Hemeralopia, Nachtblindheit; Metamorphopsia, das Ungestaltsehen.

Manche Krankheiten erhalten mehrere Namen, z. B. Chalazion terreum, dicitur etiam lithiasis s. lapis palpebralis. Somit weist das alphabetische Verzeichniß am Schluß des Werkes 158 Krankheits-Namen auf, von denen 122 griechisch, 36 lateinisch sind.

Die letzteren sind theils nur Neben-Namen der griechischen Krankheits-Bezeichnungen, wie albugo für leucoma; theils bezeichnen sie Zustände, für die ein griechischer Name nicht vorlag, wie turbiditas humoris aquei, vulnera bulbi u. a.

In einem lateinischen Grundriß war es natürlich, von den griechischen Krankheits-Namen auszugehen. Aber jeder erhält seine volle Erklärung, z. B.: Mydriasis est nimia pupillae dilatatio cum vel sine visus laesione.

Somit muß man mit der Namengebung dieses Buches schon zufrieden sein, auch mit derjenigen der deutschen Übersetzung (1778), die immer erst den deutschen, dann den fremdsprachigen bringt.

Lobenswerth, ja mustergültig auch in Beziehung auf die Namengebung und die Sprache, ist die vollständigste und gehaltvollste Darstellung der Augenkrankheiten aus dem 18. Jahrh., die A. G. RICHTER 1790 im 3. Bande seiner Wundarznei-Kunst uns geschenkt hat. Alle 20 Kapitel haben deutsche Überschriften: Von der Augen-Entzündung. Von dem Eiter-Auge. Von den künstlichen Augen. Von den undurchsichtigen Flecken der Hornhaut. Von dem Fell auf dem Auge. Von dem grauen Staare. Von dem Vorfall der Regenbogenhaut. Von der verschlossenen Pupille. Von der widernatürlichen Erweiterung der Pupille. Von der Augenwassersucht. Von dem Vorfall des Augapfels. Von der Ausrottung des Augapfels. Vom schwarzen Staar. Von dem Doppeltsehen. Von der Halbsichtigkeit. Von der Tag- und Nachtblindheit. Von der Kurz- und Weitsichtigkeit. Von den Flecken und Funken vor den Augen. Von verschiedenen Gattungen des fehlerhaften Gesichts.

Lediglich das sechste von den 20 Kapiteln trägt die Überschrift Von dem Staphylom, hat also den griechischen Namen beibehalten.

Im Text fügt übrigens A. G. RICHTER die griechisch-lateinischen Namen hinzu, z. B. bei den Hornhaut-Flecken »macula corneae, leucoma, arcus senilis s. gerontoxon«; ja sogar achlys, nephelion, aigis«, die letzteren allerdings nur in Klammern.

Die Niederlande haben uns im 18. Jahrh. zwei ausgezeichnete Darstellungen gebracht, — Vorlesungen in lateinischer Sprache, die wohl in Handschriften verbreitet, aber beide erst nach dem Tode der Verfasser gedruckt sind.

1. HERMANNI BOERHAAVE de morbis oculorum praelectiones publicae (gehalten 1708 zu Leiden, zuerst gedruckt 1746) sind sehr enthaltsam von Fremd-Namen. Der Vf. beginnt mit der Erklärung, daß große Verwirrung betreffs der Namen von Augenkrankheiten besteht, und daß er die Krankheiten benennen werde nach ihrer Beschaffenheit und dem leidenden Theil[1]). So spricht er von Entzündung der Lid-Drüsen, von Eiterung des Lid-Randes, vom Herabsinken des Oberlids, von der Thränen-Fistel, von der Ophthalmie, von der Vereiterung der Hornhaut u. a. m., von den Bildern, die dem Auge vorschweben.

Allerdings hat er de Amaurosi s. gutta serena, de Cataracta.

Die ausgezeichneten und weit ausführlicheren Vorlesungen, die PETER CAMPER de oculorum fabrica et morbis 1766 in Groningen gehalten

1) Ex situ partium et eorum (sc. morborum) nomine. So ist zu lesen; statt earum. Der Text, nach einem Kollegien-Heft angefertigt, ist stark verdorben.

und die erst 1913 in einer Pracht-Ausgabe, mit der deutschen Übersetzung von Dr. ZEEMAN, erschienen sind, gehen ganz anders vor.

Sie nehmen die Definitionen der Alten zur Grundlage, um daran Kritik zu üben und neue Beobachtungen hinzuzufügen: somit ist die Namengebung griechisch. Von Lidkrankheiten werden abgehandelt: Phthiriasis, Psorophthalmia, *τράχωμα*, *σύκωσις*, *τύλωσις*, Xerophthalmia, Madarosis u. s. w.

Den Engländern wurde im 18. Jahrh. ein vollständiges Lehrbuch der Augenheilkunde nicht beschieden, — außer demjenigen, das W. ROWLEY 1790 aus dem von PLENCK (1777) abgeschrieben.

Italien erhielt 1749 sein erstes Lehrbuch in der Muttersprache, von D. BILLI, Wundarzt zu Ancona. Dieser erklärt zwar, auf die fremden Namen verzichten zu wollen; aber Anchylops und Aegylops, Rhoeas, Microphthalmia schienen ihm doch ein zu prächtiger Schmuck, auf den ganz zu verzichten er nicht über sich gewinnt.

XII. Das 18. Jahrhundert hat drei Leistungen aufzuweisen, welche das Verständniß der fremdsprachigen, namentlich der griechischen Kunst-Ausdrücke zur Augenheilkunde erleichtern sollten.

1. Den Anfang macht der Tübinger Professor B. D. MAUCHART (1696 bis 1751) mit seinen berühmten augenärztlichen Dissertationen (1726 bis 1750), in denen er die Lehren der Alten mit den Beobachtungen der Neueren zu verschmelzen sucht; hier giebt er einerseits die Ableitung der üblichen griechischen Namen und bringt auch andrerseits einige neugebildete, theils eigne, theils solche von seinem Lehrer WOOLHOUSE zu Paris (1560—1730); gelegentlich irrt er in beiden, obwohl er im Ganzen große Gelehrsamkeit erkennen läßt.

In der ersten Dissertation »De *ΟΦΘΑΛΜΟΞΥΣΙ*« vom Jahre 1726 heißt es: praestare videtur nomen *ξύσιος τοῦ ὀφθαλμοῦ* s. Ophthalmoxysis Hippocraticum retinere. Aber in dem Büchlein von der Sehkraft, das uns in der hippokratischen Sammlung[1]) überliefert ist, steht kein Name für die Operation; es heißt einfach: *Ὅταν δὲ ξύῃς βλέφαρα ὀφθαλμοῦ*, »wenn du die Lider des Auges schaben willst«. Somit ist das Wort retinere nicht am Platz.

In der Dissertation von CRATO KECK (1733), die allerdings als Präsiden JO. ZELLER nennt, aber von MAUCHART beeinflußt ist, lesen wir das Folgende: »*ἐκτρόπιον*, *ιε*, *τὸ*, vel *ἐκτροπὴ*, *ῆς*, *ἡ*, derivatur ab *ἐκτρέπω*, averto, declino, *ἐκτρέπω* à praepos. *ἐκ* vel *ἐξ*, ex, et *τρέπω*, verto.« Das ist ja vollständig genug, um jeden Anfänger zu belehren.

---

1) LITTRÉ IX, 156; KÜHN III, 44: FOES. I, 688. Vgl. unsren § 74.

Aber bald folgt ein arger Schnitzer[1]): »palpebrarum perversionem, quae tarsos ... versus bulbum dirigit, ... vocare licebit entropium, ab ἐν. in, et τρέπω«. Denn ἐντροπή hieß stets bei den Griechen und heißt noch heute die Scham.

Das Jahr 1742 brachte die beiden Dissertationen De hypyo und De empyesi oculi. MAUCHART wollte den letztgenannten Namen, der an den hippokratischen Ausdruck ἔμπυοι τὰ ὄμματα anknüpft, auf die Eiterung in der Tiefe des Augapfels anwenden: das ist nicht durchgedrungen. (»Ἐμπύημα wird von Einigen nur dann gebraucht, wenn in einem inneren Theil [ἐν σπλάγχνοις] Eiter sich bildet.« GALEN, Von den Geschwülsten. — Empyema sinus frontalis findet sich noch heute in der augenärztlichen Literatur.)

Von MAUCHART's Neubildungen erwähne ich die folgenden: a) Ein Werkzeug aus mehreren Nadeln zum Sticheln wird genannt »κατάνυπτρον, a κατανύπτειν, compungere«. Der Vertheidiger der Dissertation De ungue (1742) wird wohl den Präsiden mißverstanden haben; compungere heißt κατανύττειν.

b) Den Greisenbogen nennt MAUCHART γερόντοξον, arcus senilis. Der Name hat sich bis heute gehalten, obwohl der deutsche besser, der griechische nicht ganz richtig ist. (Schon KÜHN hatte eingeworfen, daß es Gerontotoxon heißen müsse.)

c) Das alte Wort συνέχεια, Zusammenhang, hat MAUCHART (1748, De synechia) auf die Verwachsung[2]) der Regenbogenhaut mit der Hornhaut angewendet. Das hat sich eingebürgert. Man unterscheidet heute Synechia antica, mit der Hornhaut, und postica, mit der Linsen-Kapsel. Es gab Fachgenossen, die meinten, der Deutsche müsse Synechie schreiben, damit die Leser aus andren Völkern ihn verständen! Aber der Franzose schreibt adhérence de l'iris, der Engländer adhesion of the iris.

c) Im Jahre 1745 (De pupillae phthisi ac synizesi) berichtet MAUCHART: »Vocatur WOOLHOUSIO talis omnimodo occlusio et concretio pupillae Συνίζησις, considentia, à συνίζειν, considere, dicta.« Συνίζησις heißt bei den Alten das Einsinken, der Bodensatz, die Verschmelzung zweier Vokale. (Wir wollen das Wort auf sich beruhen lassen und Pupillen-Sperre sagen; bei den Engländern heißt diese meistens »closed pupil«, bei den Franzosen »occlusion de la pupille«. Aber in einem deutschen Lehrbuch der Augenh. aus dem 20. Jahrhundert wird den Studenten noch das Wort Synizesis pupillae zugemuthet.)

Somit hat der ausgezeichnete Professor zu Tübingen auf unsrem Gebiete viel nützliche, aber auch einige schädliche Wirkungen ausgeübt.

---

1) Ebenso irrt C. K., wenn er die Unterscheidung von Aus- und Einstülpung dem »berühmten WOOLHOUSE« zuschreibt. Die Alten haben beide Zustände gekannt und beschrieben, die Einstülpung unter dem Namen φαλάγγωσις.

2) Die Trennung der Verwachsungen nannte er διαίρεσις.

2. Sodann folgt eine Sonderschrift über Nomenklatur der Augenkrankheiten, die erste[1]) in der Welt-Literatur: Nomenclatura critica morborum ocularium by J. H. Mauclerc, London 1768.

Aber es ist nur eine Kompilation, ohne jede Berücksichtigung der Quellen. (P. 7: But I have neither Aëtius, Aegineta nor Galen to consult now. — P. 4: I have not the time to look for.)

P. 30: Quaeritur an Graecis nota fuit *μείωσις κόρης*. Diese Frage ist bemerkenswerth. Sie erinnert daran, daß weit länger, als ein Jahrhundert, das Wort Myosis den Augenärzten für Pupillen-Verengerung gegolten hat. Wie ist das gekommen? Eine Dissertation hat wiederum den Schaden angerichtet.

Im griechischen Kanon[2]) bedeutet *μυδρίασις* die Erweiterung der Pupille, *φθίσις*, die Verengerung (und zwar hauptsächlich die komplicirte). Diese Namen finden sich nach dem Wieder-Erwachen der Wissenschaften, z. B. bei Ambroise Paré (1585); zur Zeit der Wiedergeburt der Augenheilkunde, z. B. bei Maître-Jan (1707).

Aber bei Galen (V. d. Urs. d. Sympt. I, c. 2, B. VII, S. 88) lesen wir noch ein andres Wort, *μείωσις ⟨τοῦ τρήματος⟩*, Verkleinerung des Sehlochs, und zwar auch die einfache, nicht komplicirte[3]).

Etwa 1500 Jahre später ist eine Dissertation erschienen von Sigmund Böttger (praeside Chr. Vater), De visionis laesionibus, in specie de mydriasi et de myosi, Viteb. 1706; in dieser heißt es: Mydriasin . . . Et e contrario *Μύωσις* vel *μυωπία* . . . ea hebetudo, qua aegri objecta nonnisi oculis . . . proxime admota, minus autem remota vident, a pupillae nimia constrictione dependens.

Dieser Schnitzer des Doktoranden wäre vielleicht unbeachtet und unschädlich geblieben, wenn nicht ein berühmter Schriftsteller ihn als Wahrheit in seinem Werk verkündigt hätte.

Fr. Boissier de Sauvages schrieb in s. Nosologia methodica sistens morborum classes (I, S. 747, 1768): Amaurosis a myosi. S. Yves p. 346[4])... myosis enim est constrictio permanens; vocatur etiam metosis necnon phthisis pupillae. (Hier ist ein zweiter Schnitzer, metosis für meiosis.)

Sauvages' methodische Weisheit wurde begierig von den Lehrbuch-Verfassern ergriffen.

Plenck hat 1777 (S. 119): Myosis est nimia pupillae contractio s. angustia; A. G. Richter 1790 (§ 365): Verengerung der Pupille (Myosis, Phthisis pupillae); der junge Joseph Beer 1792 (II, S. 9): Verengerung und Verschließung der Pupille, Myosis, Metosis, Phthisis pupillae, Synizesis p.

---

1) Sie ist die einzige geblieben für 120 Jahre.

2) Vgl. unsren § 243 (Paul. Aeg. III, 23). Ferner Oribas. Synops. VII, 46—47. (Band V, S. 450.) Aet. VII c. 55. (S. 136.) Jo. Act., De Diagn. II. (B. II, S. 447.) Einführung. (Galen XIV, S. 776.)

3) *τὸ μὲν οὖν τρῆμα κατα τέσσαρας τρόπους ὑπαλλάττεται, . . . ἢ αὐξανόμενον ἢ μειούμενον ἢ παρασπώμενον ἢ ῥηγνύμενον . . . ἡ δὲ μείωσις, ἐκ γενετῆς μὲν ὁράσεως ὀξυτάτης ἐστίν* . . . Auf dieser Stelle beruht wohl Definit. medic. CCCXLI: *Φθίσις ἐστὶ μείωσις τῆς κόρης*. (Dieses dem Galen fälschlich zugeschriebene Machwerk steht in der Kühn'schen Ausgabe XIX; der obige Satz S. 432.)

4) Dies Citat ist falsch.

Daß BEER aus SAUVAGES geschöpft, ist selbstverständlich, da er dessen Schnitzer wiedergiebt. PLENCK citirt zwar MAUCHART's Diss. de phthisi pupillae, aber wohl nur zur Sache; denn der Name Myosis ist dort nicht zu finden.

Jetzt folgen alle Lehrbücher der Augenheilkunde, für hundert Jahre und darüber. J. BEER im reiferen Alter, 1817 (Myosis, Metosis). BENEDICT 1824 (III, S. 297): Verengerung der Pupille Myosis, »von μύω, claudo: dieses ⟨Zeit-⟩Wort wird übrigens von griechischen Schriftstellern nur für das Schließen der Augenlider gebraucht.« WELLER 1831 (S. 301). CHELIUS 1843 (I, 391). K. HIMLY 1843 (II, 125). RUETE 1845 (S. 673) u. 1855 (II, 568). ARLT 1853 (II, 118).

ZEHENDER 1879 (S. 307). SCHWEIGGER 1880 (S. 78). STELLWAG 1882 (S. 842). L. WECKER, im Graefe-Saemisch, IV, II, S. 563, 1876.

MACKENZIE (1830, S. 692): Myosis, from μύω, to shut. Ebenso 1854, in der 4. Aufl., S. 882. TYRREL (1840, II, S. 543). SOELBERG WELLS (1869, S. 164). G. LAWSON 1889, S. 79; 1903, S. 189, 193. H. R. SWANZY **1912** (Myotics, S. 254). G. DE SCHWEINITZ (Philadelphia), **1913**, S. 74 u. a. a. O.

A. P. DEMOURS 1821 (S. 332).

DESMARRES (1847, S. 408). In der deutschen Ausgabe (SEITZ-BLATTMANN, S. 338) ist hinzugefügt: von μειος, klein! . L. WECKER (1867, I, 444). GALEZOWSKI, 1888 (S. 368). PH. PANAS, aus Kephalonia, 1894, S. 327. TRUC, VALUDE et FRENKEL, **1908**, S. 326. Encyclopédie frç. d'Opht. IV, 385, **1905**. V. MORAX, **1913** (S. 296).

Aber hat denn keiner von den gelehrten Ärzten gegen diesen lächerlichen Mißbrauch sich erhoben?

Noch nicht F. G. WALLROTH, der in seinem von Gelehrsamkeit strotzenden Syntagma de ophthalmologia veterum kaltblütig schreibt: κόρη μικρὰ s. μύωσις. Auch nicht C. G. KÜHN (Lex. med. II, 988, 1832); myosis: significat morbosam pupillae constrictionem . . . Descendit non a μύω, sed a μυάω, claudo, — gelehrter Unsinn.

Auch nicht MOYNE, in s. Medical Lexicon, London 1855.

Endlich auch nicht LITTRÉ, der 1865, ja noch 1885 (Diction. de la langue frç., III, S. 678) das Folgende bringt: »Myose, Contraction permanente de la pupille. Etym. μύειν« . . . Er war seinen Landsleuten Gewährsmann, so daß sie den Irrthum bis heute bewahrt haben.

Der erste, dem das Richtige dämmerte, war L. A. KRAUS (Med. Lex. 1844, S. 628, 619): »Miosis = meiosis; miosis oculi = phthisis oculi. *Μύωσις* = miosis; auch = Myopia, von μύω.« Also recht klar ist ihm die Sache auch noch nicht geworden.

Der erste, welcher Miosis schrieb, war E. NETTLESHIP (**1887**, IV. Aufl., S. 337, wahrscheinlich schon in der ersten Auflage 1879). R. SCHIRMER erklärt 1881 (Eulenburg's Real-Encykl. IX, S. 359): »Der Ausdruck Myosis würde wohl richtiger Miosis geschrieben. Vgl. GALEN XIX, 435«[1]). (Aber das Wort Myosis hat er selber 1888, in der zweiten Aufl., und sein Sohn O. SCHIRMER 1898 in der dritten, getreulich beibehalten.)

Im Jahre 1887 habe ich dann in m. Wörterbuch alle Stellen der alten, auch die wichtige von GALEN, angeführt und die Irrthümer aufgeklärt. In deutschen Lehrbüchern hat sich seitdem die Schreibung Miosis eingebürgert. (Von SCHMIDT-RIMPLER 1889, bis zu VOSSIUS 1908, FUCHS 1910, AXENFELD 1915.)

---

1) Siehe oben.

Auch die medizinischen Wörterbücher unsrer Tage schreiben Miosis: GUTTMANN 1913; DORNBLÜTH 1916; ROTH-OBERNDÖRFER 1914, der m. Darstellung angeführt. Nur MAGENNIS (Dict. of Ophthalmic terms, 1909) hat Myosis aufbewahrt.

Übrigens ist auch Miosis ein schlechter Name, weil jeder Hinweis auf die Pupille fehlt; aber wegen seiner Kürze wird er nicht so leicht auszumerzen sein.

3. Die dritte Leistung verdanken wir JOSEPH BEER.

Im Jahr 1792 hat derselbe seiner zweibändigen »Lehre von den Augenkrankheiten« einen umfangreichen »Index latino-graecus et gallicus« angehängt. (II, S. 453—476.) Es ist das erste Beispiel dieser Art, hat später mehrfache Nachahmung[1]) gefunden und spricht deutlich dafür, daß die Zahl der fremdsprachigen Kunst-Ausdrücke, welche in die Augenheilkunde eingedrungen waren, sogar den eigentlichen Augenärzten schon damals so groß schien, daß eine Sichtung und Erklärung derselben nothwendig wurde. Denn in andren Lehrbüchern der Heilkunde aus dem 18. Jahrh. finden wir nirgends solche Verzeichnisse der Fremd-Namen. Sogar die Lehrbücher der Chirurgie, welche damals die Augenheilkunde schlecht und recht mit abzuhandeln pflegten, bringen höchstens in dem allgemeinen Sach-Register einige Namen von Augenkrankheiten mit kurzer Deutung oder Übersetzung: so ist es in dem ersten vollständigen Lehrbuch der Chirurgie, dem von LORENZ HEISTER, in der »neuen Auflage«, Nürnberg 1763.

JOSEPH BEER's Index ist eine Arbeit zähen Fleißes, umsomehr anzuerkennen, als er in dem schweren Lebenskampf seiner Jugend die Studien der alten Sprachen nicht genügend betreiben konnte: wegen seiner zahlreichen Fehler gegen Grammatik und Rechtschreibung werden wir heute den großen Künstler nicht schulmeistern.

XIII. Das 19. Jahrhundert brachte in seinem ersten Drittel einerseits das, was den Fachgenossen die Krönung des Gebäudes zu sein schien, die vollständige und planmäßig nach der Anatomie geordnete Liste aller Entzündungs-Formen, welche Theile des Augapfels, bezw. des Seh-Organs, betreffen, mit griechischen Namen (oder gelegentlich mit lateinischen) in -ῖτις; andrerseits einen ungeheuren Zustrom von neugebildeten Fremd-Namen.

---

1) So in dem englischen Lehrbuch von TYRREL, London 1890. Sein »Glossary of terms principally employed in Ophth. medicine and surgery« umfaßt nur sieben Seiten. Seiner Etymologie darf der Leser nicht blindlings vertrauen.

»The principles of Ophth. Surgery« by JOHN WALKER (Manchester), London 1834 ist nur 194 Seiten stark; enthält aber ein Wörterbuch der Kunstausdrücke von 17 Seiten Länge, welchem schon der zeit- und land-genößische Kritiker in der Lancet seine Mißachtung nicht vorenthalten hat. Einen Nachfahrer aus dem 20. Jahrh. möchte ich nicht vergessen. Der Augenarzt W. ASHER in Leipzig, der leider sehr jung verstorben ist, hat seinem Repetitorium der Augenheilk. (Leipzig 1912, 346 S.) ein »Wörterbuch der fremdsprachlichen ophthalmologischen Ausdrücke« beigefügt, das kurz, aber fehlerfrei ist.

Den Reigen eröffnete PHILIPP V. WALTHER, damals zu L Jahre 1810; er bringt die folgende Eintheilung:

I. Wahre, echte Augen-Entzündung, Ophthalmitis[1]).

II. Unechte, gemischte Augen-Entzündungen.

1. Conjunctivitis. 2. Sclerotitis. 3. Chorioïditis. 4. Corneïtis. 5. Iritis. 6. Entzündung der Krystall-Linse und ihrer Kapsel. 7. Entzündung der Glashaut. 8. E. der Netzhaut. (Iritis[2]) war schon 1801 von A. SCHMIDT gebildet.)

Sehr bald folgte die Entfremdung der wenigen, wohl zufällig noch deutsch gebliebenen Kunst-Ausdrücke. Schon bei H. J. BECK (Freiburg, 1827) finden wir Retinitis, ferner noch Blepharophthalmitis, Periorbitis, Dacryocystitis, Dacryadenitis. Um das Jahr 1830 liest man diese Namen auf —ῖτις in allen Lehrbüchern, den deutschen, englischen, französischen. MACKENZIE bringt die meisten, ebenso STOEBER; JÜNGKEN hat sie alle, obwohl bei ihnen die Ophthalmie noch einen sehr großen Raum einnimmt.

Aber nun kam ein Streben nach Verfeinerung. Man wollte die Bastard-Worte, welche einen lateinischen Stamm mit griechischer Endung enthalten, durch echte, mit griechischem Stamm, ersetzen. An diesen Bestrebungen betheiligten sich einerseits Vf. von medizinischen Wörterbüchern, wie z. B. der Doktor philosoph. et med. L. A. KRAUS (1844), ‚der das »barbarische« Wort Retinitis durch Optoneuritis, Corneïtis durch Keratitis[3]), das »übel gebildete« Wort Conjunctivitis durch Syndesmitis ersetzen will; andrerseits Augenärzte, wie z. B. der vorher erwähnte PH. V. WALTHER, der 1849 in seinem Lehrbuch ein vollständiges System derartig verbesserter Krankheits-Namen vorlegt:

Syndesmitis, für Conjunctivitis. (GALEN [V. d. örtl. Heilmitteln, IVc, 4, B. XII, S. 711] sagt von der Bindehaut: [περιόστιον s. περικράνιον], *καλοῦσι δὲ τὸν αὐτὸν ἐπιπεφυκότα, διότι τοῖς ἄλλοις ὅσοι τὸν ὀφθαλμὸν αὐτὸν συνιστῶσι χιτῶσι ἐπιπέφυκεν ἔξωθεν, σύνδεσμος ὢν καὶ αὐτὸς ὅλῳ τῷ ὀφθαλμῷ.* »Man nennt sie die aufgewachsene, weil sie den andren Häuten, welche den Augapfel selber zusammensetzen, außen aufgewachsen ist und selber ein Band für den ganzen Augapfel bildet.«)

---

1) Bei den Alten war Ὀφθαλμῖτις nicht Krankheits-Name, sondern nur ein Beiname der Athene. (PAUSANIAS, III, 18, 2.)

JOSEPH BEER (I, S. 395, 1813) setzt Ophthalmitis für Ophthalmie; TH. RUETE (S. 398, 1845) für allgemeine Augapfel-Entzündung, Panophthalmitis, Phlegmone oculi. — Panophthalmitis ist nicht gut gebildet. KRAUS wollte Pantophthalmitis; ein andrer Pantophthalmia.

2) Ἶρις d. h. Regenbogen, bei Rufus die Vorderfläche der Blend-Haut, bei Galen die Strahlenkörper-Gegend, von WINSLOW (1721) für Blend-Haut, Regenbogen-Haut gesetzt. Vgl. § 116, § 337, S. 418.

3) Κερατῖτις, gehörnt; μήκων κερατῖτις, Horn-Mohn. (DIOSCUR. IV, 66.)

Hydromeningitis, für Aquocapsulitis. Iritis, Staphylitis (für Uveïtis)[1], Chorioïditis. Kyklitis, von κύκλος Strahlenkörper. (Diesen Namen hat A. Bérard zu Paris 1843 geschaffen.) Periphakitis, Phakohymenitis, für »barbarisch Capsulitis oder gar Capsitis«. Hyaloïditis, Hyalitis[2]).

Diktyitis, für Retinitis. (Ἀμφιβληστροειδὴς χιτών war der Name, den Herophilos eingeführt. Ἀμφίβληστρον heißt das Zugnetz der Fischer. Es giebt auch ein kürzeres Wort, δίκτυον, das Fangnetz. Somit dürfen wir uns nicht wundern, bei K. Himly (1843) zu lesen: Retinitis [Amphiblestroïditis, Diktyitis.]) Blepharitis. (Das Wort Tarsitis verwirft Ph. v. Walther, da es sowohl Entzündung des Lid-Knorpels als auch des Lid-Randes bedeuten könne: heutzutage ist es für die erstgenannte Bedeutung allgemein gebräuchlich.) Dacryadenitis, Dacryocystitis, Encanthis, Anchilops. (Die beiden letzten Namen entstammen dem griechischen Kanon.) In der Orbita giebt es Ostitis, Periostitis, Myositis s. Myitis. (Kühn und Kraus verlangen Myitis; der Muskel heißt μῦς [gen. μυός]).

Diese, wie man annahm, rein griechische Namengebung wurde von einigen Lehrbuch-Verfassern noch während der Reform-Zeit (1850—1875) und selbst nach derselben aufrecht erhalten. Stellwag v. Carion hat 1882: Keratitis, Hydromeningitis, Hyalitis, Neuritis optica, Dictyitis u. a., auch Syndesmitis; ferner, da die wachsende Einzelforschung dies nothwendig gemacht hatte, eine Reihe von zusammengesetzten Krankheits-Namen, wie Neurodictyitis, Iridocyclitis u. dgl. mehr.

Aber die meisten Lehrbuch-Verfasser kümmerten sich nicht um die grammatische Reinheit und zogen es vor, Conjunctivitis und Retinitis beizubehalten: so Th. Ruete (1845), A. Desmarres (1847), W. Lawrence (1844); der letztere hat sogar, nach englischer Gepflogenheit, Corneitis für Keratitis.

Diese Namen in —ῖτις wurden nun, wie ein unantastbares Erbgut, in die Lehrbücher der Reform-Zeit übernommen, — ich nenne nur die von

1) Ῥαγοειδής, die Beerenhaut (unsre Regenbogenhaut) wurde ja von den Übersetzern der Araber mit uvea bezeichnet; aber seit der Mitte des 18. Jahrhunderts (Haller, Zinn) die hintere Schicht der Iris so genannt. Die Entzündung, die von dieser Hinterschicht der Iris ausgeht, hat Simeon 1828 (J. d. Chir. u. Aug. II, 2) und besonders Weller (1831, S. 294) als Uveïtis beschrieben. Ph. v. Walther (1849, I, 303) findet »Uveïtis barbarisch, Staphylitis sprachrichtiger«. Aber σταφυλή heißt doch Traube, nicht Beerenhaut. Dazu kommt, daß der Tisch schon besetzt war: Staphylitis (Kionitis) hieß die Entzündung des Zäpfchens. (Σταφυλή wurde von griechischen Ärzten auch das Zäpfchen genannt; dies tadelt Galen [VI, örtl. Arzneimitttel] und will den Namen nur auf das im unteren Theil geschwollene Zäpfchen anwenden.)

Uveïtis ist auch zweideutig. Uvea bedeutet nämlich auch die ganze zweite Haut des Augapfels (Ader- und Regenbogenhaut, Uveal-Tractus); daher steht in Büchern unsrer Tage (Axenfeld, 1915, S. 497) Uveïtis für Irido-chorioïditis.

2) Bei den Alten hieß ὑαλῖτις der Glas-Sand.

Stelllwag (1867), Wecker (1867), Soelberg Wells (1869), Schweigger (1871), — während Zehender (1879) bereits eine freiere und natürlichere Namengebung anstrebt. Aber eines haben die Herrn der strengeren Satzung ganz übersehen, daß auch bei den meisten ihrer rein griechischen Worte, die ihnen die Bastarde ersetzen sollten, die Echtheit sehr anfechtbar sein dürfte[1]).

»—ῖτις am Ende griechischer Wörter von anatomischer Bedeutung heißt Entzündung des betreffenden Theiles; z. B. Blepharitis, Lid-Entzündung. Barbarisch, aber nicht auszurotten, ist der Gebrauch, lateinische Stämme in —itis endigen zu lassen, z. B. Retinitis, Netzhaut-Entzündung. Ich sehe keinen Grund, weshalb man nicht i. A. die deutschen Ausdrücke vorziehen sollte.

Übrigens ist die Anwendung der Endung —ῖτις älter, als manche Wörterbuch-Verfasser meinen. Jedoch verstanden die Alten dabei νόσος, Krankheit.

Hippokr. De affect. (Littré VI, S. 242): ἀρθρῖτις νοῦσος ὅταν ἔχῃ

Hippokr. de aëre (Littré II, 36): ὑπὸ νεφριτίδων ἁλίσκονται. Hippokr. de rat. vict. in acutis (Littre II, 232): ὁκοῖα ὠνόμασαν οἱ ἀρχαῖοι πλευρῖτιν καὶ νεφρῖτιν.

Aret. De sign. m. chron. II, 12: ξυνὸς ἁπάντων τῶν ἄρθρων πόνος ἡ ἀρθρῖτις.

Pseudogalen. Def. med., XIX, 424: νεφρῖτίς ἐστι φλεγμονὴ νεφρῶν.«

Jeder Aufmerksame sieht ja sofort, daß diese durch Anhängung von —ῖτις an ein Hauptwort gebildeten Wörter eigentlich Adjektiva sind, die dann substantivirt wurden.. Das erkennt man auch an einem Wort auf —ῖτις, das nicht eine Entzündung bedeutet. Pausan. 3. 18, 2 (p. 253, ed. Teubn. I, p. 238): Ναὸς Ἀθηνᾶς Ὀφθαλμίτιδος.

Die Grammatiker haben freilich die ärztlichen Schriften auch in diesem Punkt stiefmütterlich behandelt; der so vollständige Krüger (1875, § 41) hat die Ableitung in —ῖτις ganz unerwähnt gelassen. Die ausführliche Grammatik von Kühner (1892, II, S. 284) bringt nur die kurze Bemerkung, daß ‚viele Wörter derart ... auf —ῖτις ... ursprünglich adjektivisch sind, wie ἡ ἀρθρῖτις'.«

Ungriechisch ist also jedenfalls, die Adjektiv-Endigung —ῖτις an ein Adjektiv zu hängen, wie bei Scleritis, Chorioïditis, Hyaloïditis. Ungriechisch ist es auch, von einem Particip ἐπιπεφυκώς (oder von seiner weiblichen Form) Epipephykitis zu bilden, das Hr. A. Rose[2]) (in N. Y.) neuerdings, in seiner Fehde gegen die »Berolinitis«, uns aufdrängen wollte, da es in »den ärztlichen Büchern der griechischen Fachgenossen« zu finden sei. Allerdings hat das ΕΓΧΕΙΡΙΔΙΟΝ ΟΦΘΑΛΜΟΛΟΓΙΑΣ von J. A. Bistis (Athen 1908) nicht blos ἐπιπεφυκῖτις, sondern auch ἀμφιβληστροειδῖτις, κερατοειδῖτις u. a. mehr. Ebenso das zweite (und neueste) Lehrbuch: ΟΦΘΑΛΜΟΛΟΓΙΑ von N. Sp. Dellaporta (Athen 1915). Aber das beweist doch eben nur, daß diese beiden Herrn ebenso, wie früher Himly und Ph. v. Walther, das Gesetz der griechischen Sprache auf diesem Gebiet außer Acht gelassen haben.

Zum Schluß erwähne ich noch den Namen Descemititis. Dr. Descemet zu Paris hat die hintere Grenzschicht der Hornhaut entdeckt; diese nannte man Descemitis, was doch eine Adjektiv-Bildung darstellt: daran wurde dann noch —ῖτις gehängt. Solche Namen sind nicht leicht wieder auszurotten.

---

1) Vgl. m. Wörterbuch (1887), S. 49, u. C.Bl. f. A. 1907, S. 187.

2) Vgl. die erwähnte Stelle im C. Bl. f. A. sowie D. med. Presse, 1908, No. 1.

XIV. Die zweite Erscheinung, welche mit dem Beginn des 19. Jahrhunderts auf unsrem Gebiet hervortritt und einige Jahrzehnte dauert, ist ein gewaltiger Zustrom neugebildeter Fremd-Wörter, welcher die Literatur überfluthet.

Es läßt sich nicht leugnen, daß die naturphilosophische Richtung, welche damals in die deutsche Heilkunde eindrang, einen großen Antheil an diesem Überfluß von Fremd-Namen gehabt.

HEGEL's Phänomenlogie des Geistes (v. J. 1807), oder wenigstens ihr Titel, hat dem Prof. C. F. GRAEFE in Berlin, dem Prof. PH. v. WALTHER in München derart gefallen, daß der erstere (1823) in seinem Werk: Über die Augen-Blennorrhöe Ägyptens den ersten Theil Phänomenologie betitelt, der zweite (1849) im ersten Kapitel seines Lehrbuchs der Augenheilkunde uns eine Phänomenologie der Augen-Entzündung auftischt, an Stelle eines einfacheren und bekömmlicheren Namens. So ist es dann gekommen, daß, während das medizinische Lexikon von KÜHN (1832) mit dem Stichwort Phaenomena sich begnügt, sein Nachfolger L. A. KRAUS (1844) förmlich schwelgt in Phaenomenogenia, Phaenomenogonologia, Phaenomenographia, Phaenomenologia, Phaenomenon, Phaenomenoscopia, samt allen davon abgeleiteten Beiwörtern; ja daß die Verf. der neuesten medizinischen Wörterbücher noch mit einem Wort dieser Gattung, sei es Phänomenon, sei es Phänomenologie, ihre Leser befriedigen oder beglücken.

Aber diese krankhafte Richtung war doch nicht auf Deutschland allein beschränkt; wir finden sie ziemlich entwickelt auch im Auslande, z. B. in Neapel.

Von der Ausdehnung dieses Gebrauches oder Mißbrauches überflüssiger Fremd-Namen kann Niemand sich eine richtige Vorstellung machen, der nicht die alten Bücher in die Hand genommen.

J. A. SCHMIDT (1759—1809), Professor am Josefinum zu Wien, hat 1803 in einer ausführlichen Sonderschrift über die Kr. des Thränen-Organs, welche doch lediglich zur praktischen Unterweisung von Studenten und Ärzten geschrieben war, seinen Lesern die folgenden Namen zugemuthet:

Dakrorrhysis für Thränen-Fluß. Dakryoadenalgia[1]), also wörtlich Thränen-Drüsen-Schmerz. Die dabei vorkommende Licht-Scheu nennt er Photophobophthalmos, d. h. Licht-Furcht-Auge. Dakryostagon, das Thränen-Träufeln.

(BENEDICT suchte dies zu verbessern in Dakryostagia, KÜHN in Dakryostagma. *Στάξις* heißt das Träufeln in den hippokratischen Schriften. Aber

---

1) Dem Stamm *ἄλγος* (Schmerz) sind ja die meisten Zweige wieder abgehauen worden; aber ein und der andre ist doch noch in unsren Tagen wieder neu entsprossen, z. B. Kerat-algie (§ 886), womit die nach Verletzung häufig wiederkehrenden schmerzhaften und entzündlichen Zustände der Hornhaut bezeichnet werden sollen. Mit *ἄλγος* war es nicht genug. Auch *πόνος*, Mühsal, und *ὀδύνη*, Schmerz, mußten herhalten, um Ophthalmo-ponia und »Ophthalmodinia« zu bilden.

Thränen-Träufeln wird doch genügen.) Stenochoria, Verengung; Atresia[1]), Verschluß des Thränen-Röhrchens. Verzerrung des Thränen-Röhrchens heißt Detractio, καθαίρεσις. (Aber das griechische Wort bedeutet doch das Niederreißen. Nur lexikalische Afterweisheit, die auf Schol. APPOLL. RHOD. 3, 353 sich stützt, kann es für Herabziehen einsetzen.) Dakryokystitis. Dakryoblenorrhoea. Dakryocystalgia. Dacryops blennoïdeus ad canthum.

Um die Thränen-Leiden vollständig abzuhandeln, will ich noch die folgenden Worte anführen, die bald danach aufkamen, und von denen das erste noch im GRAEFE-SAEMISCH d. h. zum Abschluß der Reform-Zeit, einen Platz erhalten hat: Dakryokystoblennostasis (Thränen-Sack-Schleim-Stockung). Dakryokystoblenorrhoea, Dakryokystektasia, Dakryolith, Dakryohaemorrhysis (Blutweinen), Dakryomma (Thränen-Auge), Dakryosyrinx (Thränen-Fistel).

Also im Anfang des 19. Jahrhunderts taucht der Name Blennorrhoea auf.

Gebildet ist er nach dem Muster von γονόῤῥοια, Samenfluß, (GALEN, VIII, 439, Jo. AKT., II, 411,) aus βλέννα, Schleim, (HIPPOKR., GALEN, oder τὸ βλέννος, ARISTOT.) und ῥέω, ich fließe, oder ῥοία, Schwemme; er soll aber Eiterfluß bedeuten. (Dieser wurde bei den Griechen entweder einfach mit ὀφθαλμία oder mit φλεγμονὴ τοῦ ὀφθαλμοῦ bezeichnet; im 18. Jahrhundert schon mit ophthalmia purulenta.)

Die Blenorrhöe wurde noch in drei Stadien eingetheilt[2]):

1. Hydrorrhöe (von ὕδωρ, Wasser). 2. Phlegmatorrhöe (von φλέγμα, Schleim). 3. Pyorrhöe (von πῦον, Eiter).

Zahlreich waren die Zusammensetzungen: Blepharo-Blennorrhöe, Ophthalmo-Blennorrhöe (Dakryokysto-Blennorrhöe, Dakryo-Blennorrhöe), — die schlimmste aber Logadoblennorrhöe.

(Aus dem Onomastikon von POLLUX [II, 75] hatte das med. Wörterbuch des GORRAUS entnommen, das Weiße des Auges werde auch λογάς genannt[3]!)

Blennorrhöe steht noch in den neuesten und besten Lehrbüchern der Augenheilkunde aus dem 20. Jahrhundert. Eiterfluß ist nicht nur richtiger, sondern auch faßlicher für den Studenten und sicherer für den angehenden Arzt, um Irrthümern in der Erkenntniß und in der Heilung zu entgehen.

---

1) Ἄτρητος, undurchbohrt. Atresia ist eine moderne Neubildung, die wir Hrn. J. N. PECHLIN (1691) verdanken und die noch in Schriften der Reform-Zeit, ja des 20. Jahrh., sich vorfindet.

2) Vgl. § 486, S. 54.

3) Vgl. § 123. POLLUX hat noch öfters die Augenärzte zu Miß-Neubildungen verführt, z. B. indem sie aus seinen unbestimmten Worten entnahmen, daß die Augenhöhlen κόγχοι genannt werden. Vgl. C. Bl. f. A. 1917, S. 45.

Auch auf Gebieten, wo der Name seit Jahrhunderten feststand, wie Cataracta, wurde eine ungeheure Zahl von Unterabtheilungen durch Beiworte unterschieden, die allerdings meist lateinisch waren, aber doch auch dem Gedächtniß des Anfängers eine gewaltige Last aufbürdeten.

K. HIMLY unterschied 83 Arten[1]), von denen die siliquosa arida, die grumosa, die pultacea nicht Jedem gleich von vorn herein klar gewesen sein mögen.

Derselbe unterschied auch von der Amaurosis 28 Unter-Arten, mit lateinischen Beiworten schön geschmückt: darunter die saburralis[2]), welche noch im GRAEFE-SAEMISCH ein bescheidenes Leben fristet.

Aus den Stämmen ὀφθαλμός, ΟΠΤΩ, φῶς, χρῶμα wurden ganze Reihen von Kunst-Ausdrücken gebildet, von denen die meisten sowohl zur Fortbildung als auch zur Darstellung der Wissenschaft ziemlich überflüssig gewesen sind.

Was die Alten mit ὀφθαλμός bezeichnet und welche Kunst-Ausdrücke sie von diesem Stamm abgeleitet haben, ist schon vorher erörtert.

Ophthalmiatros (Ophthalmiater), sowie Oculista, finden sich bereits in JO. SCULTETI Armamentor. chirurgicum, 1645. Ophthalmiatria (Ophthalmiatrike), Augenheilkunde, wurde im 19. Jahrhundert beliebt.

Die Ophthalmo-Iatrotechnik geschaffen zu haben rühmt sich KARL HIMLY (I, 16). Derselbe hat auch das Wort Ophthalmologie eingeführt, das »die umfassende Lehre vom Auge in seinem gesunden und kranken Zustand bezeichnen soll« und auch wirklich diesen weiteren Begriff bis heute beibehalten hat, gegenüber Ophthalmiatria sowie Ophthalmotherapia und Ophthalmonosologia.

Nun aber entstanden zahlreiche Zusammensetzungen mit Ophthalmo-, die ganz überflüssig waren: Ophthalmoblennorrhoea, Augentripper, Ophthalmobrachytes, Augapfel-Verkürzung. Ophthalmokentesis = Parakentesis.

Ophthalmokopia, Ermüdbarkeit des Augapfels. Ophthalmodesmitis: so nannte F. v. AMMON die Entzündung des Strahlenbandes (Kyklitis). (Die andren möge der Leser in meinem Wörterbuch nachsehen oder im lat.-deutschen Wörterbuch für Medizin von Dr. E. GABLER, pr. Arzt in Berlin, der [1857] 68 solche Namen anführt.)

Vom Stamme ΟΠΤΩ oder von ἡ ὤψ (Gen. ὠπός), das Gesicht, wurden den schon im 18. Jahrhundert (bei PLENCK und BEER) vorfindlichen

1) Die Gerechtigkeit gebietet zu erwähnen, daß auch im 20. Jahrh. noch ein Lehrbuch 42 durch lateinische Beiworte ausgezeichnete Unterarten der Cataracta aufweist.

2) Saburra, der Ballast. Bei SAUVAGES (1768, II, 665) finde ich zuerst die Bedeutung von Unreinigkeiten im Unterleib und eine ganze Klasse von Morbi saburrales. In BLANCARD's Lex. vom J. 1788 ist dies aufgenommen, bei KÜHN 1832 übergangen; aber bei Kraus 1844 u. GABLER 1857 wiederum erwähnt. Auch bei GUTTMANN (1913) findet sich Saburral-Amaurose.

Oxyopia (Scharfsichtigkeit) und Hemiopia (Halbsehen, auch Hemiopsia geschrieben,) einige neue hinzugefügt. Dysopia tenebrarum (HIMLY, II, 450) soll Hühner-Blindheit bedeuten. (Aber *δυσωπία* heißt die Scham, *ζῷα δυσωπούμενα* die furchtsamen Thiere.)

Kopiopia, Ermüdbarkeit. (Von *κόπος*, Ermüdbarkeit. DEMOSTHENES hatte für diesen Zustand schon *ἀτονία ὀφθαλμῶν*.) Das 1843 von W. MACKENZIE (aus *ἀ-*, *σθενός*, Kraft und *ὤψ*) gebildete Wort Asthenopia, Gesichts-Schwäche, Ermüdbarkeit, hat den Sieg davon getragen.

(*Κάσσιος . . . ἦν γὰρ ἀσθενὴς τὴν ὄψιν* — PLUTARCH, Brutus, c. 43 — bedeutet »Kassius war kurzsichtig«, in Übereinstimmung mit der Ansicht der Alten, daß Kurzsichtigkeit *ὑπὸ ἀσθενείας γενομένη τοῦ ὀπτικοῦ πνεύματος*. Vgl. unsren § 246. Die Kurzsichtigkeit von Kassius hat seinen vorzeitigen Tod verursacht.)

Bei den angeborenen Bildungsfehlern schien man die griechischen Namen für ganz unerläßlich zu halten: Synophthalmos, Verschmelzung beider Augen (Kyklops), Monophthalmos, Einäugigkeit. (*μονόφθαλμος* STRABO.) Anophthalmos (Anophthalmia), Augenlosigkeit, — wofür man auch Ophthalmosteresis erfunden. (*στέρησις*, Beraubung. — *Ἀνόμματος* bei SOPHOKLES, Philokt. 869, *ἀνόφθαλμος* bei dem späten TZETZES.)

Von *φῶς* (und *φαίνω*) soll abstammen Phosphène, das Druckbild (SAVIGNY, 1838), — ein unmögliches Wort, das aber sowohl einfach, wie auch zusammengesetzt, als Akkommodations-Phosphen, noch in der Reform-Zeit angewendet worden. Ferner Photalgia, der Lichtschmerz. Photodysphoria, die Lichtbeschwerde. Photolimos und Phot-orexis, der Licht-Hunger. Photonosus, Lichtkrankheit (Schneeblindheit). Photophobia, Lichtscheu. (Dafür sogar Helio-phobie, noch 1876.) Photopsia, die Licht-Erscheinung.

Von *χρόα*, die Farbe, kannte schon das 18. Jahrh. Chrupsia, das Farbensehen. (PLENCK 1777: »derivatur a *χρουα* et *ὀψία*.« KÜHN 1832: rectius dixeris *χρωτοψία* a *χρώς*, s. *χρωματοψία*.)

Die Farbenblindheit wurde zuerst von HUDDART 1777, von DALTON 1797 beschrieben: aber diese Entdecker[1]) brauchten keinen Fremd-Namen.

Das 19. Jahrhundert brachte uns Achromatoblepsie von SCHOPENHAUER 1816, Achromatopsie von HELLING 1822. (Den Namen Akyanoblepsie, Blaublindheit hat GOETHE erfunden und 1810 mitgetheilt. Bald folgte Anerythroblepsie, Rothblindheit, von PURKINJE 1823, u. a. dgl.)

---

1) Auch nicht der erste Erklärer THO. YOUNG, nicht SEEBECK, der durch ausgedehnteren Untersuchungen zwei Klassen der Farbenblinden unterschieden hat.

Der Vf. der ersten Sonderschrift über Farbenblindheit G. WILSON (1855) gebraucht als Neben-Titel Chromatopseudopsis. Andere Namen wurden noch vorgeschlagen: Chrom-atel-opsis (ἀτελής, unvollständig), Chromato-dysopsie und Dys-chromat-opsie, Chromato-metablepsie, Chromato-pseud-opsie, — alles, um Farbenblindheit, Farbenschwäche zu ersetzen.

Eine weitere Quelle von Fremd-Namen lieferte das in der ersten Hälfte des 19. Jahrhunderts vielfach hervortretende Bestreben, die Augenkrankheiten, statt sie nach der anatomischen Folge der Augentheile zu beschreiben, in ein System zu bringen, wobei dann besonders pomphafte Gattungs-Namen gewählt wurden.

J. N. FISCHER unterscheidet (1832) Kr. der irritablen Sphäre (Entzündungen), Kr. der sensiblen Sphäre (Neurosen), Kr. der reproduktiven Sphäre und unter den letzteren Nutritions-Krankheiten, als Hypertrophiae, Pseudohypertrophiae, Atrophiae, Stenoses, Ektopiae, ferner Sekretions-Kr., und unter den letzteren die Verdunklungen, Adiaphanoses. (Diese Wortbildung, welche an διαφανής, durchsichtig, anknüpft, ist ja ganz unmöglich.)

THEODOR RUETE folgt (1845) »dem jetzt herrschenden naturhistorischen System von LUCAS SCHÖNLEIN«. Er theilt die Augenkr. ein in Haemato-nosen oder Kr. des Blut-Lebens, Neuro-nosen oder Kr. des Nerven-Lebens; Morpho-nosen oder Kr. der Form-Bildung[1]).

PH. V. WALTHER unterscheidet Ophthalmien und ihre Ausgänge, Wunden, Paratopien[2]), d. h. Lageveränderungen, Pseudomorphen, d. h. Bildungs-Fehler, All-enthesen, das Vorhandensein fremdartiger Körper. (Diesen schönen Namen hat PH. V. W. schon 1838 gebildet.)

Dieser Zustrom neugebildeter Fremd-Namen betrifft aber nicht blos die Augen-Krankheiten, sondern auch die Operationen und Instrumente. Auch hier mag ein Beispiel genügen.

W. CHESELDEN, der 1728 die künstliche Pupillen-Bildung erfunden, hatte sich damit begnügt, sie als eine neue Operation, als Einschneiden der Iris, zu bezeichnen. Aber bei JÜNGKEN (1829) heißt Koremorphosis die Pupillen-Bildung.

Diejenigen, welche zuerst Neuerungen auf dem Gebiet der Pupillen-Bildung eingeführt, A. SCARPA (1801) die Ablösung der Iris, J. BEER (1805) die Ausschneidung, hatten zunächst neue Namen für unnöthig gehalten.

Zuerst wurden von A. SCHMIDT (1803) die mit Buchstaben-Verschwendung unrichtig gebildeten Ausdrücke Koretotomie, Koretonektomie,

---

1) J. J. VAN ROESBROOK (Gent 1853) hat dafür Hämatosen, Neurosen, Morphosen. Diese Namen sind nicht gut gewählt. Ebenso wenig das von ihm gebildete Wort Hämasthenosen (für Hämasthenien).

2) Παράτοπος, am falschen Ort.

Koretodialysis eingeführt; diese dann passend beschnitten zu Koretomia, Korektomia, Koredialysis (so bei BEER, der übrigens [1817] Corotomia, Corodialysis schreibt,); endlich 1818 von K. W. ULRICH durch Iridotomia, Iridektomia, Iridodialysis ersetzt, die bis heute ihre Geltung bewahrt haben.

Aber um jene Zeit begann eine seltsame und unfruchtbare Künstelei in der Operation und in der — Namengebung. Iridenkleisis, Koreparhelkysis, Iridotomedialysis, Iridektomedialysis wurden erfunden, und dazu die Instrumente: Kore-onkion, Iri-ankistron, Rhaphiankistron, Labido-belon-ankistron[1]). Den Kranken ging es dabei fast ebenso schlecht, wie der griechischen Sprache.

Zum Glück fielen um die Mitte des 19. Jahrhunderts mit den Operationen auch die Namen. Die Iris-Ausschneidung trug den Sieg davon. (1850 erfand DESMARRES noch die Iridorrhexis, 1858 G. CRITEHETT die Iridodesis, die nur einer kurzen Blüthe sich zu erfreuen hatte.)

Während in Nord-Italien (zu Pavia) A. SCARPA, ein höchst geschmackvoller Schriftsteller, einer reinen Sprache sich befleißigte (1801), — wobei ihm noch ein Vortheil seiner Muttersprache zu statten kam, daß die aus dem Latein gebildeten Worte, z. B. flusso aus fluxus, nicht Fremd-Namen darstellen, — und mit wenigen, schon vorhandenen Worten aus dem Griechischen auskam, z. B. leucoma, encanthide, stafiloma; hat ganz im Gegentheil GIAN BATTISTA QUADRI zu Neapel in seinen vier ausgezeichneten Sonderschriften zur Augenheilkunde (von 1818—1830) eine schwärmerische Neigung für Neubildung von Kunst-Ausdrücken aus griechischen Wortstämmen an den Tag gelegt. Für Pupillen-Bildung erfindet er corotecnia und coropeja. (Aber *κοροποιία* erinnert den Schüler des Griechischen doch gar zu sehr an *τεκνοποιία*, das Kinder-Erzeugen, — zumal *κόρη* doch eigentlich das Mägdlein heißt, — um vor den klaren Ausdrücken der Muttersprache, z. B. pupilla artificiale, was wir bei SCARPA lesen, den Vorzug zu verdienen.)

Von dem Pupillen-Verschluß (Synizesis) unterscheidet QUADRI die Pupillen-Beschattung, Keratoscotesis. Dies Wort ist falsch gebildet und unverständlich. Die drei Arten der Pupillen-Bildung nennt er

Iridotomia, Ektomia, Dialysis,

von denen die beiden letzteren doch unvollständig und somit nicht verständlich sind.

Die Lehre von der Star-Beseitigung nennt QUADRI ecraxologia, von *ἐκ*, aus, »rhaxis, rottura«, *λόγος*; Erörterung.

1) *Κλεῖσις*, Sperre. *Κόρη*, Pupille; *ὄγκος*, *ὄγκινος* = uncinus, Häkchen. *Ἄγκιστρον*, Angelhaken. *Ῥαφή*, Naht. *Λαβίς*, Pincette; *βελόνη*, Nadel. *Ἕλκυσις*, das Ziehen. *Δέσις*, das Binden, lieferte Iridodesis, von ihrem Erfinder Iriddesis geschrieben.

(ῥάξις für ῥῆξις ist nicht zu belegen; nur σύῤῥαξις, Zusammenprall, ARISTOT. 843a, 16; PLUTARCH., Caes. 44. Ἔκρηξις heißt der Durchbruch, Ausbruch. Man kann nicht behaupten, daß dies schöne Wort nützlich oder gar nothwendig gewesen.)

XV. Die Reform der Augenheilkunde, welche 1850 anhob und binnen 25 Jahren eine völlige Umgestaltung unsrer Wissenschaft herbeiführte, hat wiederum nur wenige Fremd-Namen zu diesem Neubau verwendet. H. HELMHOLTZ hat (1851) sein Instrument, von dem die Reform ausgegangen ist und sogar ihren Namen empfing, einfach als Augenspiegel bezeichnet. Im Jahre 1854 ist dem deutschen Werkzeug in Frankreich von dem Griechen ANAGNOSTAKIS der Name Ophthalmoskop[1]) beigelegt worden.

Das zweite Instrument, mit dem HELMHOLTZ 1855 die Welt beschenkt hat und das in seinen, seiner Schüler und Nachfolger Händen die wichtigsten Ergebnisse geliefert, nannte der Erfinder Ophthalmo-meter[2]), Augenmesser, da er es nach dem Helio-meter gebildet.

Etwas mehr an Kunst-Ausdrücken hat F. C. DONDERS eingeführt durch sein klassisches Buch über Anomalien der Akkommodation und Refraktion (1864, 1866):

Emmetr-opie und Ametropie, Hypermetropie, Aphakie (Fehlen der Linse). Den alten Namen Myopie hat er beibehalten, ebenso den neueren Astigmatismus, Punktlosigkeit, den WHEWELL 1845 geschaffen und den G. MARTIN 1895 in Astigmie verkürzt hat[3]).

Anisometropie (ἀ-, ἰσόμετρος, gleich an Maß), für verschiedene Refraktion beider Augen, wurde von H. KAISER 1867 vorgeschlagen.

Auch ALBRECHT v. GRAEFE, auf ärztlichem Gebiet der eigentliche Reformator, hat nur wenige Fremd-Namen eingeführt und auch da, wo er Neues schuf, an die schon bekannten Namen angeknüpft.

So spricht er von Antipathie gegen das Einfach-Sehen. So beschreibt er eine vollkommen neue Krankheit als diphtheritische Conjunctivitis. (Der Name Diphtheritis, häutige Entzündung, stammt von BRETONNEAU [1826]. Die griechischen Ärzten haben das Wort als Kunst-Ausdruck nicht verwendet; aber bei den späteren Thier-Ärzten bedeutete διφθέριον ein Geschwür mit Belag. Der Kliniker TROUSSEAU hat Diphtherie vorgeschlagen.)

---

1) Das Wort ist schon alt. SAMUELIS FUCHSII, Custino-Pomerani, Metoposcopia et Ophthalmoscopia. Argent. 1615. Das bedeutet hier Betrachtung des Auges, so auch noch im 19. Jahrh. bei HIMLY, RUETE u. a.

2) Dieser Name war schon 1728 einem ganz andren Instrument von Dr. PETIT beigelegt worden.

3) Aus ἀ- und στιγμή, Punkt. Vgl. § 1044, Zusatz.

Kaustika, Ätzmittel, Eschara, Brandschorf, abortives (ektrotisches) Verfahren hat GRAEFE übernommen.

Als er 1856 in seiner Arbeit »über die Untersuchung des Gesichtsfeldes bei amblyopischen Affektionen« ein neues Gebiet der klinischen Forschung eroberte, da brauchte er kein neues Wort: Campimetrie und Perimetrie sind später von Andren eingeführt.

Seine größte Entdeckung auf therapeutischem Gebiet hat er 1857 in seiner Abhandlung über die Wirkung der Iridektomie bei Glaukom beschrieben, — also mit zwei Namen, von denen der zweite aus dem griechischen Kanon stammt, der erste schon 40 Jahre alt war.

Prodromal-Stadium, fulminirendes Glaukom erschienen Lesern und Hörern nicht fremdartig; auch cystoïde Narbe war leicht verständlich, obwohl blasige auch genügt hätte.

In seiner bahnbrechenden Arbeit über die Komplikation von Sehnerven-Entzündung mit Gehirnkr., aus dem Jahre 1860, hat GRAEFE das Wort Stauungs-Papille eingeführt, das sogar in die fremden Literaturen eingedrungen ist, 1894 von PANAS durch Papillite par stase und 1904 in der Encycl. frç. durch Stase papillaire ersetzt wurde, während die Engländer choked disc vorziehen. (To choke, erwürgen).

1866 hat A. v. GRAEFE eine neue Kr. als essentielle Phthise des Augapfels beschrieben; SCHMIDT RIMPLER später Ophthalmomalacie vorgezogen. (Übrigens heißt die Erweichung *μάλαξις*, hingegen *μαλακία* die Weichheit, in ärztlichen Schriften auch die Messerscheu.)

Dem Schicht-Star widmet GRAEFE die erste vollständige Beschreibung. Andre lieben Cataracta lamellaris, zonularis. Die »Durchschneidung des Sehnerven«, »der Ciliar-Nerven« hat A. v. GRAEFE empfohlen. Neurotomia optico-ciliaris und Neurektomia o.-c. sind spätere Kunst-Ausdrücke.

Die Hornhaut-Verschwärung bei kleinen Kindern beschreibt A. v. GRAEFE 1866, die 1842 von J. N. FISCHER Malacia corneae, von Andern Kerato-malacia genannt worden.

Das sind die Beiträge, welche die Haupt-Reformer zu den fremdsprachigen Kunst-Ausdrücken geliefert haben. Aber diejenigen, welche den reformirten Kanon (im Handbuch von GRAEFE-SAEMISCH, 1874—1880) aufgezeichnet, waren weniger enthaltsam, jedenfalls nicht alle.

Am wenigsten scheint, wie wir schon bemerkt haben, die Lehre von den Mißbildungen der griechischen Namen entbehren zu können. Die seltsamsten Kunst-Ausdrücke wurden hier aufbewahrt und gelegentlich noch durch neue vermehrt.

Äluropsis (*αἴλουρος*, Katze) wird die (mongolische) Schräg-Stellung der Lidspalte genannt. (Aber 1834 hatte E. G. LINCKE das amaurotische Katzen-Auge als Ärophthalmus bezeichnet.)

Aniria, Aniridia, auch Irideremia der Iris-Mangel. (ἐρημία, Mangel; dagegen ἠρεμία, die Stille. Wie schade, daß in der bei uns üblichen Aussprache der Unterschied nicht hervortritt!)

Koloboma genügte noch nicht. GESCHEIDT hatte 1831 Irido-schisma, Iris-Spalt, und Diktyo-schisma, Netzhaut-Spalt, eingeführt.

Dyskorie ist, seit F. v. AMMON, angeborene Abweichung der Pupille von der natürlichen Rundung.

Ektopie wird vom Augapfel, von der Linse, von der Pupille, vom Lid-Knorpel beschrieben. (Griechisch ist das Beiwort ἐκτόπιος und das Hauptwort ἐκτοπισμός.)

Embryotoxon, so genannt nach dem Beispiel von Gerontoxon, ringförmige Randtrübung der Hornhaut[1]).

Epikanthus (F. v. AMMON, 1831), mit Winkel-Falte von RITTERICH übersetzt.

Heterophthalmus bedeutet, daß die Regenbogenhaut des einen Auges blau, die des andren braun gefärbt ist. Dies wird auch »bilaterale Heterochromie oder Dikorus(!)« genannt.

ARISTOTELES hat dafür ἑτερόγλαυκος, d. h. auf der einen Seite bläulich, — sehr bezeichnend, da bei den alten Griechen das Blau-Auge die Ausnahme darstellte. Es heißt (Ζγε 1, S. 779ᵇ 4): μάλιστα δὲ τῶν ἄλλων ζῴων ὁ ἵππος πολύχρων ἐστί· τοῦτο δὲ τῶν ἄλλων οὐθὲν πάσχει ζῴων ἐπιδήλως, ἄνθρωποι δὲ γίνονταί τινες ἑτερόγλαυκοι.

Ἑτερόφθαλμος bedeutete bei den Griechen zunächst einäugig, d. h. eines Auges beraubt[2]).

ARISTOT. Ζπ 17, S. 714ᵃ 7 a. a. O. PLUTARCH, Alexandros, LXX.

Aber bei Späteren (NICL. GEOPON. 16, 2, 1) ist ἑτερόφθαλμος = ἑτερόγλαυκος. Bei den gleichfalls sehr späten HIPPIATR. (c. 13, p. 53) heißt es: Οἱ ἑτερόφθαλμοι τῶν ἵππων οὐ τὸ αὐτὸ βλέπουσι τοῖς ὀφθαλμοῖς. Hier scheint das Wort zu bedeuten: »Mit verschiedenen Augen« (d. h. auf dem einen Auge sehschwach).

TZETZ. berichtet, daß Alexander ein schwarzes und ein blaues Auge besessen, und dessen sich gerühmt habe. (Thes. ling. gr. III, 2145, 1835.) Unser IMMERMANN hat seinem Münchhausen (I, c. 10) dieses Paß-Kennzeichen verliehen. Es ist übrigens eine starke und unheilbare Entstellung. Wenn MANZ meint, daß diese Mißbildung in Wirklichkeit nicht so sehr auffällt, so hat er wohl einen ausgeprägten Fall niemals beobachtet.

Kore-stenoma (v. AMMON, 1839), Verengerung der Pupille durch Wucherung des Iris-Randes. Kryptophthalmos, die Haut geht glatt über die Augenhöhle, in deren Tiefe die verkleinerten Augäpfel liegen.

---

1) »Der höhere Grad wurde von KIESER (1807) Klaerophthalmus genannt.« Soll heißen κληρόφθαλμος, von κλῆρος, Loos, Erbe.

2) Im Gegensatz zu μονόφθαλμος, von Natur einäugig, wie man sich die Kyklopen vorstellte.

Während das neue Gebiet der Cirkulations- und Ernährungs-Verhältnisse ganz ohne neue Namen abgehandelt wurde, finden wir in den Funktions-Prüfungen des Auges eine ganze Schaar von neugeschaffenen Kunst-Ausdrücken, die weder nothwendig noch verständlich, noch glücklich gebildet sind.

Eidoptometrie soll Bestimmung der Sehschärfe bedeuten. Aber warum? *Τὸ εἶδος* heißt die Art (Species); *ὀπτός* sichtbar (oder gebraten); *μέτρον* das Maß.

(Griechische Vorbilder für Wörter, die *μέτρον* als Glied enthalten, sind *ὁ γεωμέτρης*, der Feldmesser, *ἡ γεωμετρία*. *ὁ ὁδόμετρος*, der Läufer, *τὸ ὁδόμετρον*, der Wegmesser; *τό Νειλομέτριον*, der Nil-Messer. Sehr zahlreich sind die Nachbildungen in unsrer Fachwissenschaft[1]).

Optasioskopie, »Prüfung der Retinalperception ohne Licht-Einwirkung«. *'Οπτασία*, ein Wort der Späteren für *ὄψις*, bedeutet hauptsächlich die ⟨Traum-⟩ Erscheinung oder das Schauspiel. Optasioskop wäre Traum-Deuter oder — Zaungast.)

Perioptometrie, »Prüfung des peripherischen Sehens«. Aber *περίοπτος* heißt ringsher sichtbar, bewunderungswürdig. Entoptoskopie, Ophthalmo-tonometrie, Ophthalmo-stato-metrie, Ophthalmo-tropo-metrie sollen nur genannt, nicht erörtert werden: sie sind alle weniger klar, als die beigefügten Übersetzungen.

Die so wichtige Operations-Lehre ist ohne neugebildete griechische Kunst-Ausdrücke trefflich abgehandelt worden. Aber zu unsrem Erstaunen entdecken wir einige französische, die ganz überflüssig erscheinen, wie pince capsulaire, serretelle. (Das letztere Wort bedeutet gleichfalls Kapsel-Pincette und stammt von serre, Klaue.)

Aus der speciellen Pathologie und Therapie will ich nur einige wenige Beispiele hervorheben, natürlich solche, die anfechtbar erscheinen.

Die Keratitis superficialis wird eingetheilt in vasculosa und avasculosa. Das letztgenannte Wort besteht aus *ἀ-* und vasculum, Gefäß. Das Wörterbuch von GUTTMANN (1913) bucht »anangisch« (von *ἀγγεῖον*), ohne Gefäße. Aber die heimischen, so einladende Worte »gefäßhaltig, gefäßlos« stehen ja zu unserer Verfügung.

»Hämatidrosis«[2]) soll Blutschwitzen bedeuten.

Sudamina, wasserhelle Bläschen am Lid-Rand. Hier taucht auf einmal ein lateinisches Wort auf, da — das griechische den Ärzten aus dem Gedächtniß geschwunden: das letztere lautet *τὰ ἵδρωα* oder *ἱδρῶα*.

---

1) Optometer, Sehweiten-Messer, Ophthalmometer, Perimeter, Orthometer, Photometria. Metroskop soll ein Instrument zur Messung des Abstands der Pupillen-Mitten bedeuten. (Aus *μέτρον*, Maß, *σκοπός* Späher, oder *σκοπή*, das Spähen.) Aber seit 1828 heißt Metroscopium der Mutterspiegel (von *μήτρα* Gebärmutter).

2) Mit Hämophthalmus bezeichnet man in der neuesten Zeit die Blutung in den Glaskörper, mit Hyphäma die in die Vorderkammer, mit Hyposphagma die in die Bindehaut. Warum sollen wir nicht die Dinge bei ihrem eigentlichen Namen nennen?

(HIPPOKR., Aphorism. III, 21. GALEN XVII^{b}, 620.) Sudamina (von sudare, schwitzen) findet sich zuerst bei den neulateinischen Übersetzern der STEPHAN'schen Sammlung.

Chorioïditis areolaris. Hätte 1862 R. FÖRSTER, der Schöpfer des Krankheits-Bildes und des Namens, einfach gesagt herd-förmige Aderhaut-Entzündung«; so würde er die so verschiedenen und zum Theil irrigen Deutungen der späteren Schriftsteller vollständig ausgeschlossen haben. (Vgl. § 1141, Z.)

Hippus iridis, »klonischer Krampf des Sphinkter iridis«, periodische Zusammenziehung der Pupille.

Ἵππος (Pferd) nannte GALEN (Comment. in HIPPOCR., Progn., XVIII^{b}, 67) das angeborene Augenzittern. Offenbar dachte er an Pferde, die niemals ruhig stehen, sondern immer die Beine bewegen. (Der Vf. der Def. med. [GALEN, XIX, 436] führt den Namen auf Hippokrates zurück; das ist ein Irrthum.)

MAUCHART hat 1742 in der Dissertation de ulc. corn. das Wort auf die Iris und die Pupille übertragen: hippum, palpitatorium, nictitantem iridis motum. Ferner in der Diss. de mydriasi: spasmus musculi iridis, hippum intelligit.

Nachdem 1777 PLENCK dies aus MAUCHART übernommen, wie er ja selbst angiebt, und erklärt »Hippus est pupillae alterna et continuo repetita dilatatio et constrictio«; so bringen es fast alle[1]) Lehrbücher, die kleinsten Kompendien ebenso wie der große SAEMISCH.

Da nun das Augen-Zittern seines griechischen Namens Hippos beraubt worden, so erhielt es einen andren (Nystagmos), der geradezu lächerlich ist. Nicht HIPPOKRATES und GALEN, wie LORENZ (De Nystagmo, Berlin 1820) uns weismachen will, haben das Augenzittern mit Nystagmus bezeichnet. Νυσταγμός bedeutet das Einnicken zum Schlaf bei allen griechischen Schriftstellern[2]).

Wie ist der Irrthum entstanden? Im VII. Buch der hippokratischen Volkskr. (§ 17, LITTRÉ V, 390) heißt es: ὀφθαλμοὶ πλέοντες ὥσπερ νυσταζόντων, in der lateinischen Übersetzung des FOES.: oculi ... assidue se moventes, quales prae somnolentia dormientium.

Hat Einer die Worte assidue se moventes, die πλέοντες wiedergeben, etwa gar auf νυσταζόντων bezogen?

Bei SAUVAGES (1768, I, 548) finde ich zuerst Nystagmus ... oculorum instabilitas. PLENCK (1777) hat Nystagmus ... invita agitatio bulbi ocularis. Seitdem haben es alle.

Ich könnte noch manches anführen; aber das Gesagte genügt wohl Kennzeichnung.

---

1) MACKENZIE verwundert sich darob und nennt es Oscillation.

2) Vgl. § 63.

Soviel ist klar, daß auch im 19. Jahrhundert Jeder, der die augenärztliche Literatur genau, d. h. mit voller Erkenntniß jedes Kunst-Ausdrucks, studieren wollte, gelegentlich zu den neuen medizinischen Wörterbüchern seine Zuflucht nehmen mußte. Ich will dieselben namhaft machen:

1. BLANCARDI lexicon medicum, ed. novissima multum emendata et aucta a C. G. KÜHN, Med. ac. Chir. D. Physiol. et Pathol. in Lit. Univ. Lipsiensi Prof. Publico. Lipsiae 1832. (II B., 1843 S.)

2. Kritisch-etymol. med. Lexikon ... von L. A. KRAUS, Dr. Phil. et Med. leg. Göttingen 1825, 1832. Dritte stark vermehrte und verbesserte Auflage. Göttingen 1844. (1100 S.)

3. Terminologisches Wörterbuch der med. Wissenschaften von F. J. SIEBENHAAR. Leipzig 1850.

4. ... Medical Vocabulary by R. G. MOYNE, London 1855—1858.

5. The medical vocabulary by FOWLER, London 1866.

6. The nomenclature of diseases (by the R. College of Physicians), London 1869. (Viersprachig: engl., frz., deutsch, ital.)

7. Dictionnaire de Médecine par LITTRÉ et ROBIN, Paris 1865.

8. Die Eigennamen in der med. Literatur von R. SY, Jena 1887.

9. Klinische Terminologie von Dr. O. ROTH. Leipzig 1878. Siebente Aufl., 1908. Achte von Dr. E. OBERNDÖRFER, 1914. (484 S.)

10. Klinisches Wörterbuch der Kunst-Ausdrücke von Dr. O. DORNBLÜTH, Leipzig 1894. Sechste, wesentl. vermehrte Aufl. 1916. (360 S.)

11. Medizinische Terminologie von Dr. WALTHER GUTTMANN. Berlin u. Wien 1902. Sechste und siebente umgearbeitete und erweiterte Auflage, 1913. 1428 Halbseiten.) Achte u. neunte, 1917.

XVI. Natürlich konnten die argen Mißstände der übergelehrten Namengebung in der augenärztlichen Literatur klaren Köpfen und geschmackvollen Schriftstellern nicht verborgen bleiben. Aber zur Besserung wurden nur wenige Versuche unternommen.

MAITRE-JAN hat (1707) den Übelstand mehr erörtert, als gehoben. A. G. RICHTER hat (1790) durch gutes Beispiel einiges geleistet; ebenso RITTERICH (1830—1861).

BENJAMIN TRAVERS zu London, der seine Muttersprache mit Meisterschaft handhabt, erklärt (1820): »The nomenclaturing mania appears to me an evil of increasing magnitude.« Gewiß, sein Buch ist leichter lesbar, als viele andre seiner Zeit. Aber er bringt doch noch ein paar Dutzend Fremd-Namen, darunter solche, die sowohl überflüssig als auch schwer verständlich sind.

Nur zwei will ich namhaft machen:

1. Thecal-Absceß. Das konnten seine Leser nicht einmal in den damaligen Wörterbüchern der Medizin auffinden; θήκη heißt die Kapsel.

2. Lunar caustic. Das bedeutet den Stift aus Silber-Nitrat. Luna heißt das Silber in den Schriften der Alchymisten[1]).

1) Chymicis et Spagyricis luna significat argentum. (CASTELLI, Lex. med., 1746, S. 469.)

Ferdinand Arlt hat (1851, I, S. VIII) sein Mißfallen über Namen und Begriff der Adiaphanosen, Hydropsien, Atrophien geäußert; die üblichen Fremd-Namen beibehalten, aber doch schon überflüssige verworfen: so finden wir bei Cataracta[1]) nur 6 lateinische Beinamen, statt der 83 von Himly; bei den Thränenschlauch-Krankheiten auch nur 6, statt der 15 bei Himly.

Stellwag (§ 1250, 5) verlangt Besserung, aber er zeigt nicht den Weg dazu.

Alle diese und ähnliche Bestrebungen hatten es doch nicht zu Wege gebracht, daß der reformierte Kanon (von 1874 bis 1880) eine befriedigende Namengebung aufwies.

Hier könnte ich schließen, da meine geschichtliche Darstellung ja die Reform-Zeit nicht überschreiten soll. Aber Mancher möchte mich doch tadeln, wenn ich nicht einmal den Versuch mache, die Möglichkeit der Besserung anzudeuten.

Ich will mich darauf beschränken, das zu wiederholen, was ich vor 30 Jahren mitgetheilt habe, in meinem

Wörterbuch der Augenheilkunde, Leipzig 1887. (114 S.)

Dasselbe hat ja vielfache Anerkennung gefunden; aber lieber wäre mir gewesen, wenn man meine Anregungen mehr befolgt hätte.

Meine Arbeit geht auf die Quellen der Namengebung zurück, d. h. auf die alten Schriftsteller; sie will zunächst die vorkommenden Kunst-Ausdrücke richtig erklären, die wirklich nützlichen beibehalten, die falschen und geschmacklosen verwerfen, alle überflüssigen, schädlichen und irrthümlichen Fremdwörter durch Namen der Muttersprache ersetzen.

»Es ist auf unsrem Gebiet durchaus möglich«, schrieb ich damals, »das unwürdige Joch einer barbarischen Mischsprache abzuschütteln und, den Reichthum und die bezeichnende Kraft der Muttersprache voll ausnutzend, zu einem reinen, der Durchsichtigkeit des Seh-Organs entsprechenden Stil zu gelangen, wie ihn einige vortreffliche Schriftsteller sogar schon besessen haben.

Ich schreibe deutsch, — nicht, weil die griechischen Kunstausdrücke mir fremd sind.

Man sagt, daß heutzutage die Ausländer uns besser verständen, wenn wir die hergebrachten Fremdwörter beibehielten. Erstlich ist dies nicht richtig, denn reineres Deutsch ist besser verständlich, — das haben mir viele Ausländer versichert; und, wer deutsch lesen will, mag die Sprache lernen. Ferner habe ich noch nie gefunden, daß ein Ausländer in seiner

---

1) Ein Wort erscheint hier neu, als Gattungs-Name: Cataracta vieta, geschrumpfter Star.

Muttersprache auf das Verständnis deutscher Leser Rücksicht genommen. Endlich schreiben wir denn doch, wenn wir uns der deutschen Sprache bedienen, wesentlich für unsre Landsleute. Aus guten, sachlichen Gründen hat man in der Heilkunde das internationale Latein aufgegeben.«

Übrigens liebe und lobe ich, ebenso wie reines Deutsch, auch reines Englisch und Französisch und klassisches Italienisch.

Wir lesen ja auch in Fach-Schriften unsrer Tage die Forderung von besserem Englisch.

Also fort mit dem überflüssigen Ballast! Wenn allein die wenigen guten und vorläufig unersetzlichen Fremd-Ausdrücke beibehalten werden, dann wird dem Lehrer wie dem Schüler, dem angehenden wie dem älteren Arzt das Studium der Augenheilkunde wesentlich erleichtert sein.